# NOTICE MÉDICALE

SUR LES

# EAUX MINÉRALES DE CELLES-LES-BAINS

(ARDÈCHE).

# NOTICE MÉDICALE

SUR LES

# EAUX MINÉRALES

DE

# CELLES-LES-BAINS

(ARDÈCHE)

Principalement au point de vue

DES AFFECTIONS LYMPHATIQES ET TUBERCULEUSES,

**DES MALADIES DE POITRINE**

EN PARTICULIER

ET DE LEUR TRAITEMENT MINÉRAL PAR LES MÉTHODES DU

**Dr J.-A. BARRIER,**

Membre correspondant de l'Académie de médecine,
Propriétaire et fondateur de l'Établissement thermal de Celles-les-Bains;



PAR

**Le Dr V. FRACHON,**

DE LA FACULTÉ DE MÉDECINE DE PARIS, ANCIEN INTERNE DES HOPITAUX DE LYON,
MÉDECIN INSPECTEUR A CELLES-LES-BAINS,
MÉDECIN CONSULTANT A HYÈRES.

GRENOBLE,

IMPRIMERIE DE F. ALLIER PÈRE ET FILS, GRAND'RUE, 8, COUR DE CHAULNES

1860.

# AVANT-PROPOS.

Depuis quelques années, la médication par les eaux minérales a pris une extension considérable et une incontestable valeur. Si, par sa richesse hydrologique, la France peut se placer au premier rang des contrées de l'Europe les plus privilégiées, elle peut aussi compter avec orgueil, dans le sein de son corps médical, des hommes éminents qui ont su exploiter cette mine féconde pour le plus grand bien de l'humanité. Chaque année signale une nouvelle découverte dans cette précieuse matière médicale, dont la nature fait tous les frais, et un progrès admirable dans ses applications thérapeutiques. Des maladies redoutables qui, jusqu'à ces derniers temps, semblaient échapper, en quelque sorte, à la médication minérale ou n'y puiser que des moyens de curation très bornés et incomplets, nous paraissent, au contraire, devoir trouver en elle un traitement rationnel qui fait entrer l'histoire de leur thérapeutique dans une phase nouvelle. Nous voulons surtout parler de l'affection diathésique tuberculeuse, de celle qui siége de préférence dans les poumons, des maladies dites de poitrine et qui atteignent les différentes parties des organes de la respiration. C'est principalement à ce point de vue que nous venons, dans cet écrit, appeler l'attention des médecins et des malades sur les eaux minérales de Celles (Ardèche) et sur le traitement minéral particulier institué par le docteur J.-A. Barrier, à qui revient l'honneur d'avoir remis en lumière les énergiques vertus curatives de ces eaux.

---

# NOTICE MÉDICALE

SUR LES

# EAUX MINÉRALES DE CELLES-LES-BAINS

(ARDÈCHE).

## CHAPITRE PREMIER.

L'Établissement thermal de Celles-les-Bains est situé dans la commune de Rompon, à 1,800 mètres environ de la rive droite du Rhône, dans le fond d'une vallée peu profonde que parcourt le torrent de Montélier, et qui débouche sur le fleuve entre les petites villes de Lavoulte et du Pouzin, à trois kilomètres de la première, à cinq de la seconde. Il n'est distant que de dix kilomètres de Loriol, une des stations principales du chemin de fer de Lyon à Marseille. Il a été fondé par le docteur J.-A. Barrier, membre correspondant de l'Académie impériale de médecine. C'est à lui qu'appartient l'honneur d'avoir remis en lumière les vertus précieuses de ces eaux bien anciennement connues. Cette ancienneté est attestée, en effet, par l'opuscule écrit en 1656 par un médecin de Paris attaché à l'hôpital de la Charité, le docteur de Perrin. Souffrant depuis longues années des reins et de la vessie, et après avoir fréquenté inutilement toutes les eaux minérales de France, surtout celles de Vichy, il finit par se rendre à Celles, sur l'invitation de l'un des seigneurs de l'illustre maison

Ventadour, et il y guérit. Sa reconnaissance lui a dicté ce livre curieux intitulé : *De la Spagyrie des eaux de Selles, en Vivarois* (Valence, 1656), où il célèbre, dans le langage du temps, les vertus curatives de ces eaux dans les maladies de la vessie, du foie, de la lymphe, les engorgements de tout genre, les maladies de poitrine, etc.

Néanmoins leur réputation ne s'était pas étendue au loin ; l'heure du réveil de la médication thermale n'avait pas encore sonné ; elles étaient en quelque sorte tombées dans l'oubli et n'étaient guère connues que des habitants seuls de la contrée, auprès desquels elles jouissaient d'une haute renommée pour la guérison de leurs maladies.

Le docteur Barrier (de Vernoux), devenu propriétaire, en 1828, des sources alors existantes, ne tarda pas à reconnaître la vérité des faits avancés, près de deux siècles avant lui, par le médecin de Paris, à une époque où, selon sa juste remarque, on raisonnait sans doute moins bien que de nos jours en matières scientifiques, mais où l'on observait et où l'on éprouvait des douleurs tout aussi bien qu'à présent. Une étude approfondie de leurs propriétés thérapeutiques toutes spéciales et quelques guérisons inattendues lui firent concevoir l'espérance de les utiliser pour la cure des maladies les plus redoutables qui affligent l'homme, et que, dans son impuissance, la médecine ordinaire regardait presque comme incurables, je veux parler des affections tuberculeuses, scrofuleuses et cancéreuses, des maladies de poitrine, etc. Dès lors, il se mit vaillamment à l'œuvre pour arriver à la solution du hardi et difficile problème. Soutenu par son ardent amour pour la science et l'humanité, il a passé plus de trente années de sa vie dans ces recherches laborieuses, ne se laissant abattre ni par les revers, ni par l'injustice, et au moment où d'incontestables et merveilleux résultats, nous aurons à cœur de le démontrer, couronnaient une si noble entreprise et de si persévérants efforts, la mort l'a frappé, selon sa cruelle habitude. Mais son œuvre nous reste, et les cures nombreuses et inespérées qu'elle a produites, les malades abandonnés et condamnés guéris proclament assez haut sa valeur et les immenses services qu'elle est appelée à rendre. Jusqu'ici la reconnaissance des malades qui lui devaient la vie a, en quelque sorte, seule fait la réputation de son petit établissement où, chaque année, elle en adresse de nouveaux. Sans doute, c'est la meilleure des publicités et des recommandations pour ceux qui souffrent; mais elle ne saurait satisfaire complétement le médecin et lui suffire, à lui qui a le droit et le devoir de s'éclairer dans une des questions les plus considérables et les plus graves de la thérapeutique minérale : c'est ce que nous désirons lui rendre possible et facile aujourd'hui dans les limites étroites d'une notice, en rendant un solennel hommage à l'illustre fondateur de Celles, au docteur J.-A. Barrier, à l'homme de bien, au savant modeste, qui nous honora de sa bienveillance et dont les beaux travaux resteront comme un monument glorieux de son génie médical autant que de son amour pour l'humanité.

## § I. DESCRIPTION DES SOURCES.

Huit sources desservent actuellement l'établissement de Celles; quatre sont alcalino-gazeuses, savoir : 1° le *Puits artésien;* 2° la *Fontaine Ventadour;* 3° la *Bonne Fontaine;* 4° la *Fontaine des Cèdres :* ce sont de beaucoup les plus importantes. Les quatre autres sont surtout ferrugineuses, et portent les noms de : 1° *Fontaine Lévy;* 2° *Fontaine des Yeux;* 3° *Fontaine Élisabeth;* 4° *Source des Roches bleues.*

Nous donnons l'analyse des trois sources alcalino-gazeuses du Puits artésien, de la Fontaine Ventadour et de la Bonne Fontaine, et des deux principales sources ferrugineuses, la Fontaine Lévy et la Fontaine des Yeux; celle de la Fontaine des Cèdres, nouvellement découverte, n'a pas encore été faite. Ces analyses sont dues à M. le professeur Balard, de l'Institut.

1° *Puits artésien*, température 25° c.

Un litre d'eau contient :

| | |
|---|---|
| Acide carbonique. . . . . . . . . . . . . . . . . . . | 1ˡ, 208 |
| Carbonate de soude . . . . . . . . . . . . . . . . | 0ᵍ, 531 |
| — de potasse . . . . . . . . . . . . . . . | 0 106 |
| Sulfate de soude. . . . . . . . . . . . . . . . . . | 0 037 |
| Chlorure de sodium. . . . . . . . . . . . . . . . | 0 208 |
| Carbonate de magnésie . . . . . . . . . . . . . | 0 061 |
| — de chaux mêlé à des traces de carbonate de strontiane. . . . . . . . . . . . . . | 0 905 |
| Oxide de fer. . . . . . . . . . . . . . . . . . . . | 0 004 |
| Silice . . . . . . . . . . . . . . . . . . . . . . . . | 0 035 |
| Phosphate de chaux et d'alumine . . . . . . . | traces. |
| Fluate de chaux . . . . . . . . . . . . . . . . . | q. ind. |
| | 1ᵍ, 887 |

2° *Fontaine Ventadour.*

| | |
|---|---|
| Acide carbonique. . . . . . . . . . . . . . . . . . | 0,ˡ466 |
| Azote. . . . . . . . . . . . . . . . . . . . . . . . . | 0 018 |
| Carbonate de soude . . . . . . . . . . . . . . . | 0ᵍ, 188 |
| — de potasse . . . . . . . . . . . . . . | 0 039 |
| — de chaux. . . . . . . . . . . . . . . | 0 426 |
| — de magnésie . . . . . . . . . . . . . | 0 038 |
| Sulfate de soude. . . . . . . . . . . . . . . . . . | 0 105 |
| Chlorure de sodium . . . . . . . . . . . . . . . | 0 113 |
| Silice . . . . . . . . . . . . . . . . . . . . . . . . | 0 024 |
| Oxide de fer. . . . . . . . . . . . . . . . . . . . | 0 005 |
| | 0ᵍ, 938 |

### 3° *Bonne Fontaine.*

| | |
|---|---|
| Acide carbonique | $0^l$,571 |
| Azote | 0 024 |
| Carbonate de soude | $0^g$,213 |
| — de potasse | 0 061 |
| Sulfate de soude | 0 086 |
| Chlorure de sodium | 0 147 |
| Carbonate de chaux | 0 718 |
| — de magnésie | 0 054 |
| Silice | 0 007 |
| Oxide de fer | 0 010 |
| | $1^g$, 296 |

### 4° *Fontaine des yeux.*

| | |
|---|---|
| Acide carbonique | $0^l$, 105 |
| Azote | 0 024 |
| Oxigène | 0 003 |
| Sulfate de chaux | $0^g$, 081 |
| — de magnésie | 0 050 |
| — de soude | 0 043 |
| Chlorure de calcium | 0 003 |
| — de sodium | 0 003 |
| Carbonate de chaux | 0 068 |
| Silice | 0 012 |
| Oxide de fer | 0 009 |
| Carbonate de magnésie | 0 017 |
| Matière organique azotée | q. ind. |
| | 0 285 |

5° *Fontaine Lévy.*

| | |
|---|---|
| Acide carbonique. . . . . . . . . . . . . . . . . . | 0l,038 |
| Azote. . . . . . . . . . . . . . . . . . . . . . . . | 0 022 |
| Oxigène . . . . . . . . . . . . . . . . . . . . . . | traces |
| Sulfate de fer . . . . . . . . . . . . . . . . . . . | 0g,576 |
| — d'alumine . . . . . . . . . . . . . . . . . | 0 200 |
| — de chaux. . . . . . . . . . . . . . . . . . | 0 137 |
| Chlorure de calcium. . . . . . . . . . . . . . . . | 0 020 |
| | 0g,933 |

Elles appartiennent, comme on voit, à la classe des eaux minérales *alcalines calciques;* mais un caractère chimique remarquable les distingue complètement de leurs congénères, c'est le carbonate de potasse qui, dans le Puits artésien, est à la dose de 0g106 par litre. — Celui qui jugerait les eaux de Celles par ce simple aperçu de leur minéralisation, se tromperait étrangement s'il en déduisait une faiblesse d'action; car elles sont énergiques, même très énergiques; l'expérience a prononcé depuis des siècles et l'atteste chaque jour; le genre de maladies qu'on leur confie en témoigne hautement. Si nous étions partisans des explications, ou mieux des hypothèses, à l'aide desquelles des médecins cherchent à se rendre compte des actions thérapeutiques des eaux minérales, en se fondant sur leurs caractères chimiques ou physiques, la présence du sel potassique dans les eaux de Celles nous fournirait certainement l'occasion d'expliquer, avec une certaine apparence de justesse et de vérité, leur mode d'action tout spécial et leur puissante influence, pour modifier et guérir toute une classe de maladies bien caractérisée; mais nous sommes de ceux qui, en pareille matière, pensent qu'il est infiniment plus sage de se borner à une exacte observation des faits cliniques et à les consigner en dehors de toute idée théorique explicative, surtout lorsqu'il s'agit des phénomènes de la nature médicatrice; approprions-nous ses merveilleux secrets, c'est-à-dire, ses merveilleux produits, et sachons utiliser les puissantes et nombreuses ressources qu'elle nous prépare elle-même, sans chercher à pénétrer ce mystère. C'est là surtout que doivent tendre, selon nous, tous les efforts des médecins hydrologues.

Les eaux *alcalino-gazeuses* de Celles sont limpides et ont un goût piquant agréable, surtout prononcé dans le Puits artésien, la plus riche des sources en acide carbonique dissous et libre; elles forment en général un dépôt rouge ocracé, plus abondant dans la Bonne Fontaine, qui seule présente en outre à sa surface une pellicule irisée. On peut les considérer comme froides, quoique le Puits artésien ait une température de 25°c. au moment où il jaillit.

A part celles de la Bonne Fontaine, qui ne peuvent se prendre qu'à la source même, elles se conservent et peuvent s'expédier au loin, sans s'altérer, ni perdre leurs vertus médicales.

Le *Puits artésien*, ainsi que l'indique son nom, a été obtenu par le docteur Barrier, à l'aide de la sonde du mineur. Cette belle source qui, dans les premiers temps jaillissait d'une manière continue, est devenue intermittente par suite d'accidents qui peuvent se réparer. Mais en l'état elle suffit parfaitement aux besoins du petit établissement de Celles; car elle fournit encore un volume d'eau qu'on peut évaluer à cent mètres cubes dans les vingt-quatre heures, et plus de quarante mètres cubes de gaz acide carbonique, qui se dégage spontanément du milieu de la gerbe d'eau, à l'état libre. Au-dessus de l'orifice du puits, une cloche, disposée convenablement, comme un gazomètre, recueille le gaz et permet d'en profiter encore aux heures d'intermittence de la source. Comme nous l'avons dit plus haut, sa température est de 25° centigrades.

La *Fontaine Ventadour* est contenue dans un vaste puits de cinq mètres de profondeur sur deux de diamètre, au fond duquel elle se dégage d'un minerai ferrugineux, comme à travers un alcarazas. Elle dégorge à quinze pouces au-dessus du niveau du sol, et quand on veut tenter d'élever son niveau, on n'y réussit pas, la source reste stationnaire ; le volume d'eau qu'elle peut fournir est cependant considérable, car la pompe à vapeur qui dessert les bains ne peut parvenir à l'épuiser; plus elle enlève de l'eau minérale, plus elle active sa filtration au fond du puits et son invasion avec pétillement gazeux. Sa saveur est moins piquante que celle du Puits artésien, son dépôt est faible et légèrement jaunâtre. Sa température, qui était dans le principe de 18° c., n'est plus aujourd'hui que de 13°.

Les eaux de ces deux sources, celles du Puits artésien surtout, après ébulition, par la filtration à travers une simple toile, laissent déposer un sédiment blanc, très abondant et d'une grande légèreté. Séché et tamisé, ce dépôt de sels calcaires et magnésiens offre une poudre blanche, impalpable, connue sous le nom de *Poudre de Celles*, qui est utilisée dans les hôtels, par les malades et les gens du pays, pour le nettoyage des métaux, de l'or, de l'argent, du cuivre, auxquels elle donne rapidement un brillant et un poli remarquable.

Elle est très estimée des joailliers, mais son prix de revient élevé ne permet pas de la faire entrer dans le commerce. Mélangée dans la proportion d'un quart avec de la poudre de charbon de fusin, elle constitue un bon dentifrice.

La *Bonne Fontaine* est la source par excellence de Celles, pour les habitants du pays et des contrées environnantes ; c'est leur eau favorite, et ce sont eux qui l'ont baptisée du nom qu'elle porte depuis un temps immémorial; on peut presque dire que c'est à elle seule qu'ils s'adressent pour la guérison de tous leurs maux ; il n'est pas un d'eux qui, malade, même au loin, n'envoie aussitôt quérir l'eau précieuse qui a toute leur confiance ; aussi chaque année, à la fin du printemps, aux mois de juin et de juillet, elle les voit accourir auprès d'elle, faire ce qu'ils appellent leur saison d'eau, soit pour consolider un état de santé qu'ils lui doivent déjà, si ce n'est pour leurs maux présents, soit en prévision de ceux que pourraient leur amener les chaleurs excessives de l'été : aussi les affections gastro-intestinales, les fièvres sont très rares et presque inconnues parmi eux. Il n'est pas un passant, tout haletant de sueur et de fatigue, qui ne s'arrête et n'en boive quelques verres avec bonheur et impunité. « C'est eau est comme le vin, disent-ils, quoique très fraîche, on peut toujours la boire, elle ne fait jamais mal. »

Cette Bonne Fontaine a eu ses vissicitudes; des éboulements de la montagne au bas de laquelle elle surgit, l'avaient en quelque sorte enfouie, et c'est avec peine qu'on était parvenu à réunir dans un méchant bassin, exposé à toutes les injures, à quelque distance de son ancien emplacement, les principaux filons de la source perdue et dispersée sous l'éboulement. Des travaux entrepris l'année dernière par la famille Barrier, propriétaire de toutes les sources, et jalouse de continuer et faire prospérer l'œuvre de leur digne père, ont réparé au-delà de toute espérance, ce malheureux événement, et tous les inconvénients résultant d'un pareil état des lieux et de la source. Non-seulement on a retrouvé le point d'émergence de la fontaine primitive, mais d'habiles et heureux travaux de captage ont réuni tous les filons qui s'échappaient de la roche, dans un petit réservoir couvert en ciment, d'où elle jaillit aujourd'hui limpide, fraîche et gazeuse, avec un volume de quatorze litres à la minute. Un joli pavillon, en forme de niche, rustique et très solidement établi en pierre rouge, espèce de nougat ferrugineux, qu'on trouve dans la localité, abrite la fontaine et la garantit contre le retour de tout accident du côté de la montagne et du ruisseau qui coule au pied. Rien ne peut donc désormais venir atteindre la Bonne Fontaine et en altérer la pureté, et tout concourt à lui conserver et même à augmenter, si c'est possible, ses précieuses qualités médicinales. Ajoutons, pour être complet, qu'on a embelli ses alentours autant que le permettait le terrain si accidenté, et qu'un bon chemin, ouvert sur les flancs de la montagne, rattache cette source à l'établissement, dont elle n'est distante que d'environ cent mètres et en rend l'accès facile et agréable.

Nous nous bornerons à cette description sommaire des trois principales sources de Celles, qui méritaient de nous arrêter ainsi; nous avons hâte de les étudier au point de vue médical, d'apprécier le mode d'action de ces diverses eaux médicinales sur l'économie vivante; et ici, nous sommes heureux, dans un sujet aussi important pour le médecin praticien, de pouvoir citer textuellement ce qu'une sage observation et une longue expérience avaient appris au savant et regretté docteur J. A. Barrier. Cette étude, la plus intéressante dans la question si complexe des eaux minérales, nous rendra facile le chapitre des applications thérapeutiques, et lui donnera, dans un cadre limité, un caractère de précision, de force et de vérité, qui, à notre époque, et en pareille matière, sera justement apprécié des médecins et des malades. « Qui guérit tout ne guérit rien. »

## § II. ACTION PHYSIOLOGIQUE DES EAUX ALCALINO-GAZEUSES (1).

« 1° *Puits artésien.* — Les eaux du Puits artésien, écrit le docteur Barrier, doivent être prises le matin et le soir, dans les moments où l'estomac est libre; il serait dangereux de les mêler à la boisson des repas. Pour les personnes qui se baignent, il est indifférent de les boire avant, après ou pendant le bain. Ces eaux peuvent se transporter, mais il est plus avantageux de les prendre à la source.

(1) Nous prévenons nos lecteurs que dorénavant tout ce qui se trouvera entre guillemets est cité textuellement d'après le docteur Barrier ou extrait de ses œuvres parues ou inédites.

» Je ne prescris la boisson de ces eaux qu'à des sujets gras et lymphatiques, et, le plus ordinairement, à des malades profondément rachitiques ou scrofuleux. J'ai l'habitude de les faire prendre pendant très longtemps à des doses assez larges (trois, quatre ou cinq verrées le matin, et autant dans la soirée), ayant pour règle générale d'éviter, toutefois, avec un soin extrême le développement de tout mouvement fébrile dans le système sanguin, et, à plus forte raison, toute apparence d'irritation gastrique; car si les vraies phlegmasies intestinales se développent difficilement chez les tuberculeux, elles ne sont pas faciles à arrêter quand elles existent.

» Les eaux artésiennes sont administrées pures ; quelquefois cependant je les fais couper avec du lait.

» Ces eaux impriment une très grande activité à la circulation des fluides ; elles rendent évidemment le sang et la lymphe plus liquides, — fait clinique conforme aux expérimentations chimiques du célèbre Schwilgué, qui a prouvé, dans sa Matière médicale, que les alcalis rendent chez l'homme vivant le sang plus fluide ; — enfin elles ont une action énergique et durable sur tout le système celluleux, et je pense que leurs congénères n'existent point dans le royaume.

» Si leur effet est salutaire, elles font éprouver, au bout de peu d'instants, une douce chaleur dans l'estomac, de la salivation et de la fraîcheur dans la bouche ; l'appétit s'ouvre, le corps devient léger et dispos.

» Je permets rarement la boisson des eaux artésiennes aux personnes qui ont la poitrine délicate ; elles n'agissent point sur les selles ; elles augmentent la transpiration insensible ; mais leur mode d'action le plus positif est de faire uriner abondamment et de résoudre les engorgements.

» Les bains artésiens secondent parfaitement les effets physiologiques de la boisson ; leur énergie est si grande, que la personne la plus robuste ne peut se permettre de les braver dans aucun cas, et plus d'un athlète vigoureux, qui a voulu se jouer de mes avertissements, a été obligé de délaisser bien vite un genre de médication qui n'est point fait pour lui. L'homme sain et d'un tempérament heureux, qui s'immerge dans un bain artésien d'une température de 24 à 25° Réaumur, éprouve des symptômes d'une excitation bien prononcée, qui sont plus vifs encore si la température du liquide est un peu plus haute. Ainsi, quoique le bain soit froid, le baigneur ressent une chaleur presque mordicante sur toute la surface du corps ; il lui semble qu'il réchauffe son bain ; mais s'il fait des mouvements un peu brusques, il reconnaît que le liquide est réellement froid, et que cette sensation de chaleur est due à une action chimico-vitale produite sur la peau par l'action médicamenteuse de l'eau artésienne. Cette assertion est suffisamment démontrée par la prompte rubéfaction de tout l'organe cutané ; une sorte de spasme et d'anxiété se manifeste ensuite ; le système circulatoire s'émeut, le pouls s'élève, les artères battent avec violence, des maux de tête se manifestent ; enfin, une perturbation générale oblige plus d'un imprudent de sortir bien vite de la baignoire, et s'il revient à la charge à deux ou trois reprises, il est souvent obligé de se faire ouvrir la veine.

» Le mode d'action du bain artésien sur les sujets anémiques n'est plus le même, ou du moins les résultats obtenus sont tout-à-fait différents.

» Voyez, en effet, ce blême scrofuleux plongé dans un bain artésien : il est content, il est heureux d'éprouver un sentiment de vigueur insolite pour lui ; volontiers il resterait éternellement dans ce liquide si bienfaisant. Au bout de peu de jours il prend de l'appétit ; les forces, la fraîcheur et l'embonpoint viennent ensuite, et durant tout le cours d'un été, ce malade ne se lassera point d'une médication qui doit, à la longue, révolutionner tout son être. Quelquefois, il est vrai, le système vasculaire sanguin peut être surexcité, même chez un sujet scrofuleux ; des phlegmasies intestinales bien caractérisées peuvent se développer. Il faut alors suspendre le traitement artésien, car il m'est démontré que la médication artésienne ne peut être supportée qu'autant que l'appareil sanguin est calme et paraît en quelque sorte étranger aux désordres du système cellulaux. Je suis bien convaincu que ces exaltations du système sanguin, connues sous la dénomination de *fièvre thermale*, n'accélèrent point la guérison; elles ne dispensent point d'agir insensiblement sur le système des vaisseaux blancs. Pour avoir voulu entretenir, dans quelques occasions, cette fièvre thermale, j'ai vu paraître des phlegmasies viscérales que je n'ai pas toujours été maître d'arrêter.

» La durée du traitement par les eaux artésiennes, pour les rhumatisants et les goutteux, doit être très courte, parce que chez eux le système vasculaire est, en général, très mobile; cette médication, au contraire, doit être longue, très longue, pour les rachitiques et les scrofuleux. Dès la première saison, la constitution de ces malades est notablement améliorée; après deux ou trois traitements annuels, les évolutions du système sanguin deviennent plus rapides, tout leur être, en un mot, est, je puis le dire, complètement retrempé.

» Les eaux artésiennes ont donc une énergie bien grande, et, par une coïncidence des plus heureuses, leurs produits dérivés — dont nous parlerons en terminant — ont aussi des propriétés très énergiques, et souvent d'une grande valeur pour certains malades attirés par la réputation de nos eaux.

» 2° *Fontaine Ventadour.* — Les eaux de la Fontaine Ventadour se prennent indifféremment à toutes les heures de la journée; il vaut mieux cependant les boire le matin et le soir à jeun, ou dans l'intervalle des repas; on ne doit point en faire usage en prenant des aliments; les baigneurs, du reste, peuvent les prendre indifféremment avant, après ou durant le bain.

» La dose de ces eaux est très variable. Comme je ne les prescris en boisson que pour combattre les phlogoses chroniques des membranes muqueuses, ou bien aux convalescents, je les ordonne à très petites doses, une demi-verrée ou ou une verrée, répétée plusieurs fois durant le cours de la journée. Bien des fois je les fais couper avec du lait, et, dans les cas de profondes anémies des viscères gastriques, je nourris bien longtemps mon malade avec cette boisson seulement.

» Les eaux Ventadour sont salutaires quand elles donnent de la fraîcheur à la bouche et qu'elles provoquent une légère salivation. Dans les gastralgies et les entéralgies, je leur préfère parfois les eaux gazeuses faites par la combinaison des vapeurs du Puits artésien avec l'eau du ruisseau convenablement filtrée, d'autres fois, avec celles de la source des yeux; pour les poitrines délicates, il faut recourir de préférence à la boisson des eaux Ventadour, qui donnent du ressort à ces organes et diminuent leur excitation morbide. Ces eaux agissent très vivement sur les urines; il n'est pas rare cependant de les voir passer par la transpiration : ce mode d'élimination est souvent avantageux dans le traitement du catarrhe pulmonaire. Leur effet sur le tube digestif est, lorsqu'elles sont utiles, de faire éprouver une sensation agréable, de procurer, en dissipant les phlogoses, un sentiment de bien-être, de rétablir les évacuations alvines dans leur état normal, sans jamais produire de mouvement diarrhéique; ces eaux, en un mot, me paraissent agir par voie de résolution sur tout le système celluleux, et particulièrement sur les membranes muqueuses.

» Pour atteindre l'effet résolutif que je poursuis constamment, j'associe presque toujours le bain à la boisson.

» Les bains Ventadour, pris à une température au-dessus de 28 à 29° Réaumur, donnent naissance à des modifications analogues à celles que M. Bertrand attribue aux bains chauds du Mont-Dore. Ne croyant pas — encore une fois — à l'utilité de la fièvre thermale, redoutant sur toutes choses l'excitation du système vasculaire sanguin, et ne voulant obtenir qu'une douce stimulation du système celluleux, j'administre les bains, tout comme la boisson de mes eaux, d'une manière chronique, en quelque sorte, et je veille à ce que la température du bain n'excède point 25 à 26° Réaumur, et rarement, pour les sujets débiles ou profondément épuisés, je permets que l'on chauffe à 27 ou 28° R.; mais, à titre de revanche, l'immersion dans l'eau doit être de longue durée, afin que tous les tissus s'imprègnent, se saturent, en quelque sorte, du liquide salutaire qui doit les tonifier et dissiper leurs souffrances.

» L'état du malade dans le bain est variable en raison du sexe, de l'âge, de ses forces actuelles, de sa susceptibilité, du plus ou moins grand degré d'irritation de la peau, et de l'état de l'atmosphère. En règle générale, les personnes robustes et sanguines ne s'accommodent point des eaux alcalino-gazeuses; il faut user de beaucoup de ménagements avec elles : les enfants, les vieillards, ceux-là surtout qui ont la fibre molle, supportent ce mode de médication bien plus longtemps et en retirent beaucoup de fruit. Le mode d'action le plus manifeste des bains Ventadour consiste dans une douce et large rubéfaction portée sur tout le système cutané; cet érythème est très prononcé chez les personnes qui ont la peau délicate et sensible. Le plus ordinairement des éruptions multiformes paraissent sur diverses parties du corps; mais, pour être salutaires, elles doivent se développer peu à peu, sans aucun mouvement violent; enfin, il importe beaucoup d'arrêter le traitement aussitôt que le pouls devient fébrile.

» L'éruption la plus familière et la plus salutaire pour les personnes qui souffrent de la poitrine, c'est la sortie de boutons rouges et secs sur les deux épaules; il est avantageux de soutenir cette poussée aussi longtemps que possible, afin qu'elle soit permanente et de longue durée : heureux les malades chez lesquels elle se maintient pendant tout l'hiver !

» Les bains Ventadour déterminent sur tout le système celluleux une modification d'un prix infini pour un organe profondément débilité; mais cette modification doit être douce et ne faire éprouver au malade qu'un sentiment de joie et de bien-être; toutes les sécrétions, toutes les fonctions doivent s'exécuter comme dans l'état normal, avec aisance et facilité; les urines doivent couler abondamment, largement et avec une sorte de volupté ; les organes sexuels assoupis doivent aussi éprouver un certain éveil ; en un mot, les bienfaits des eaux Ventadour se décèlent par le sentiment du plaisir.

» La durée du traitement par les eaux Ventadour est très variable, comme leur mode d'administration ; on peut la regarder, en somme, comme de 20 à 40 jours. Je préfère, en effet, mener mes malades doucement et durant un laps de temps suffisant ; car j'ai toujours eu à me plaindre des excitations intempestives, et rarement j'ai eu à me féliciter des secondes saisons faites la même année.

» La stimulation par mes eaux doit donc être lente, graduelle, bien soutenue, et, une fois établie, il faut la laisser tomber d'elle-même, sans la provoquer de rechef, jusqu'à l'accomplissement de son entier effet : résultat qui n'a lieu qu'au bout de cinq ou six mois.

» 3° *Bonne Fontaine.* — Les eaux de la Bonne Fontaine doivent être prises dans la matinée et à jeun ; on ne les mêle point à la boisson des repas. Les personnes qui se baignent ne doivent entrer dans le bain qu'après les avoir rendues ; enfin il vaut beaucoup mieux les prendre à la source que dans sa chambre. Ces eaux se prennent à la dose de cinq, six et huit verrées ; on doit, en bonne règle, mettre un intervalle de dix ou quinze minutes entre deux verrées ; quelques personnes en boivent jusqu'à douze ou quinze ; il est même des paysans qui en prennent hors de toute proportion avec la dose convenable ; mais ces prouesses ont quelquefois des suites assez fâcheuses : cependant je n'ai jamais observé de cas vraiment pénibles. La durée du traitement est pour nos paysans de neuf ou dix jours ; je préfère que l'on diminue la quantité de la boisson, et qu'on prolonge la saison jusqu'au douzième ou quinzième jour : je connais même des personnes qui prennent ces eaux à très petites doses, et cela durant un laps de temps indéfini.

Les eaux de la Bonne Fontaine sont administrées sans mélange ; les jours de purgation seulement (ces jours ne sont pas de rigeur pour obtenir un effet salutaire, mais feu le docteur Grégoire, de Lavoulte, les a rendus familiers à une ou deux reprises durant le cours d'un traitement) on ajoute une once de sel d'Epsom (sulfate de magnésie), et une demi-once de manne.

» Ces eaux portent à la tête, fréquemment elles ballonnent l'estomac; au premier abord, elles occasionnent des nausées et accélèrent sensiblement le pouls ; si les eaux passent bien on éprouve une douce salivation et de la fraîcheur dans la bouche, une espèce de quiétude dans les entrailles ; on urine fréquemment, l'appétit devient plus vif, le corps enfin ne tarde pas à être plus allègre et plus dispos ; au contraire si elles pèsent sur l'estomac, la bouche devient chaude, sèche, et la langue rougit sur ses bords, le ventre se tuméfie, les urines sont rares, l'appétit se dérange, le malaise s'augmente, le malade ne les prend qu'avec une répugnance extrême. Dans cette dernière circonstance il est prudent de les discontinuer, et d'en suspendre tout-à-fait l'usage : au lieu d'obtenir, en effet, une simple excitation muqueuse gastro-intestinale, on pourrait faire naître un véritable éréthisme des viscères gastriques. Les eaux de la Bonne Fontaine impriment plus d'activité à la circulation des fluides, aussi elles hâtent ordinairement le retour des menstrues et les rendent plus abondantes; leur action sur tout le système celluleux est fortement prononcée, ce que dénote la suppuration plus abondante des sétons, des cautères et de tous les exutoires.

» Les urines sont la véritable voie d'élimination de toutes nos eaux alcalino-gazeuses, et particulièrement de celles de la Bonne Fontaine ; plus elles sont abondantes et fréquentes, plus le malade peut se permettre de boire des eaux ; je puis même affirmer, en thèse générale, que je ne les ai jamais vues nuire toutes les fois que le buveur a largement uriné. Le plus ordinairement les eaux de la Bonne Fontaine n'ébranlent point le tube digestif ; bien des personnes sont purgées cependant et toutes se félicitent à bon droit de ces évacuations que j'ai toujours regardées comme salutaires ; en somme, les eaux de la Bonne Fontaine ont presque, je puis le dire, un effet homéopathique; aussi elles purgent très souvent les personnes saines et bien portantes; elles guérissent au contraire la diarrhée et même la dyssenterie; leur effet le plus positif, en un mot, est de rétablir la muqueuse des gros intestins dans son état normal.

» La présence du fer les rend suspectes et nuisibles pour les hémoptysiques, les catharreux et pour toutes les personnes qui souffrent de la poitrine. C'est la source la plus anciennement connue à Celles; depuis un temps immémorial elle jouit dans nos contrées d'une haute renommée contre les fièvres intermittentes rebelles, les vieilles diarrhées, ainsi que contre les maux de reins et de la vessie; pour moi, je l'affirme, je ne dépense pas à Celles pour 0,50 cent. de sulfate de quinine durant le cours de l'année, et cependant je vois accourir bien des fiévreux qui s'en retournent satisfaits; la Bonne Fontaine a été jusqu'à ce jour leur boisson favorite. La salubrité de notre localité contribue à la guérison rapide de ces fièvres paludéennes auxquelles nos eaux alcalino-gazeuses conviennent si bien.

» Frappé des résultats obtenus sur un grand nombre de canonniers, M. Abel, ex-chirurgien major du 4e régiment d'artillerie, alors en garnison à Valence, avait présenté un mémoire au ministre de la guerre, pour demander la création à Celles d'un hospice militaire dans l'intérêt de notre colonisation africaine.

» Les eaux de cette source sont si délicates qu'elles ne peuvent être transportées; elles perdent une grande partie de leurs propriétés physico-chimiques et médicales après un laps de temps très court; de toute nécessité, pour retirer un effet salutaire de leur usage, il faut, je le répète, les boire à la source même. »

Nous répétons que des travaux récents de captage et d'installation permettent d'offrir aux buveurs de la Bonne Fontaine une eau des plus pures et de meilleure qualité encore, si c'est possible.

« 4° *Fontaine des Cèdres.* — Dans l'un des angles de l'établissement des bains et sous le feuillage du plus petit des cèdres est une 4e source alcaline, peu abondante, il est vrai, mais suffisante pour la boisson. L'analyse de cette eau n'a pas encore été faite, mais au point de vue clinique je puis affirmer qu'elle m'a rendu de grands services durant le cours de l'épidémie de choléra, de l'année 1854; chaque jour encore je l'emploie avec succès contre les affections du foie. L'eau des Cèdres possède par conséquent les qualités congénères à celles de mes autres sources alcalines, et journellement je la donne à l'intérieur dans la médication glandulaire; je le fais d'autant plus volontiers que cette eau très gazeuse, fort limpide et agréable au goût est bue avec plaisir par les malades, et l'on peut même en faire une boisson d'agrément en l'associant avec du jus de citron et du sucre; elle convient très bien dans les dyspepsies par atonie du tube digestif, avec engorgement des viscères abdominaux; l'eau des Cèdres notons-le avec soin, est réellement fondante et stimulante, énergique par conséquent, et il ne convient pas d'en faire usage lorsqu'il existe une vraie phlogose stomacale. »

Elle partage aussi avec la Bonne Fontaine ses propriétés antifébriles; comme eau gazeuse de table, elle supporte bien le mélange avec le vin, auquel elle communique un goût acidule faiblement alcalin; elle est journellement bue par les hôtes et les habitants de Celles à l'heure des repas. Elle facilite puissamment la digestion et nous rend constamment des services dans tous les cas où l'on conseille les eaux de Vichy et de Vals, et dans ceux même où ces dernières ne sont pas supportées ou ne produisent pas l'effet désiré

## § III. EAUX FERRUGINEUSES.

Les eaux ferrugineuses sont nombreuses à Celles. La plus fortement minéralisée des sources exploitées est la *Fontaine Lévy*, dénomination que lui avait donnée le docteur de Perrin en 1656, et qui était le nom patrimonial des ducs de Ventadour, hauts et puissants seigneurs de la baronnie de Lavoulte au temps de la minorité de Louis XIV; elle surgit au nord-ouest de l'établissement, au pied de la montagne d'origine secondaire dont les roches, schisteuses à la base, sont granitiques sur ses cimes; elle sort d'un des nombreux filons qui la découpent et qui présentent ça et là des échantillons de galène et des veines nombreuses de pyrite de fer imprégnées parfois de quelques traces de cuivre. Ces eaux, colorées en brun, s'altèrent et déposent, par le simple repos dans un vase, le fer en présence d'un sel d'alumine ne se dissolvant qu'imparfaitement; elles se couvrent d'une légère toile blanche que l'on dirait formée par l'écume d'une forte solution de savon blanc; elles teignent le linge en une couleur nankin indélébile; en s'échappant du réservoir qui les reçoit dans l'espèce de grotte où elles surgissent, elles forment un double dépôt, l'un rouge ocracé et l'autre blanc qui est comme superposé sur le second dans les points les plus rapprochés de l'orifice. Elles ont un goût acre et styptique qui rappelle celui de l'encre, qu'elles doivent à la forte proportion de sulfate de fer qui entre dans leur composition. Le docteur J. A. Barrier avait presque renoncé à leur usage et ne s'en servait que rarement et exceptionnellement. Elles ne se prennent qu'en boisson, lotions ou injections, et, à ces deux derniers titres, elles rendent des services; on les mitige ordinairement quand on les ordonne à l'intérieur; à l'instar du baume de copahu ou du poivre cubèbe, elles opèrent par une véritable révulsion dirigée sur l'estomac; dans les écoulements indolents et toutes les affections leucorrheïques, les diarrhées rebelles et anciennes, elles ont un effet rapide, mais, à petites doses, quand elles sont supportées; car souvent, même à petites doses, l'estomac ne les supporte pas; elles provoquent des vomissements, et amèneraient la phlogose de cet organe si on insistait; elle réussit plus sûrement, et sans ces graves inconvénients, en injections. Les eaux de la Fontaine Lévy, bouillies et filtrées, ont procuré, en 1837, des cures admirables dans les cas de dyssenteries qui avaient résisté à la Bonne Fontaine.

La *Fontaine des Yeux* mérite davantage notre attention, quoique ce soit la plus faiblement minéralisée de toutes les sources qui coulent dans la vallée de Celles. L'analyse n'y trouve que 0,285$^{mg}$ de principes fixes et 0,129$^{mg}$ de principes gazeux en acide carbonique, azote et oxigène ; mais, encore une fois, ne la jugeons pas d'après cette apparence ; car elle complète, pour ainsi dire, la série des moyens puissants et gradués que la nature a réunis à Celles, par ses propriétés sédato-résolutives en opposition directe avec le mode de stimulation si énergique des eaux du Puits artésien et de la Fontaine Ventadour. L'eau des Yeux est limpide, froide et n'a qu'un faible goût métallique ; elle n'offre point de précipité ferreux, et, par le repos, il se forme à sa surface une légère couche nacrée irisée. Son nom de Fontaine des Yeux lui a été donné de longue date par les habitants de cette contrée, parce que, à titre de collyre, elle produit de la sédation dans le traitement des ophtalmies chroniques. Elle est généralement employée comme topique dans les brûlures, qu'elle calme, modifie et amène promptement à guérison. Son action la plus évidente est une véritable répercussion, et elle imprime une légère astriction sur tout l'organe cutané. Malheureusement le très faible volume de cette source en restreint considérablement son emploi en bains. Elle est précieuse dans les phlogoses subaiguës ou chroniques de l'estomac, allant même jusqu'à simuler une maladie organique, ainsi que le démontre la guérison de M$^{me}$ Bonne de Sénozan, déclarée atteinte d'un cancer de l'estomac par sept médecins de Lyon, entre autres, les docteurs Gensoul, Viricel et Gilibert, et perdue sous bref délai. Les bains et la boisson de l'eau des Yeux, avec addition lente et progressive de faibles doses de lait, procurèrent une guérison complète qui s'est maintenue. « L'eau des Yeux, dit le docteur J. A. Barrier, à qui nous empruntons ces détails et toutes ces données physiologiques et chimiques, gazée avec l'acide carbonique qui s'échappe des sources de Celles, fait très bien et beaucoup mieux que toutes les boissons possibles dans le traitement de la gastrite et de l'entérite chroniques. »

Celles possède encore d'autres sources ferrugineuses, comme la Fontaine Elisabeth et celle des Roches-Bleues, qui sont utilisées en boisson dans toutes les maladies où le fer est indiqué. Nous les mentionnons sans nous y arrêter, car elles n'offrent rien de particulier et se rencontrent dans beaucoup d'établissements thermaux; tandis que nous avons encore à faire connaître d'importantes ressources de médication qui commandent davantage notre examen et qui sont propres à Celles. Ce qui caractérise la thérapeutique minérale du docteur Barrier, c'est la sage application, guidée par l'expérience, l'intelligente appropriation des eaux naturelles aux diverses formes et aux différentes périodes des maladies ; sachant, au besoin, pour diminuer leur énergie, affaiblir leur minéralisation ou la modifier, sans la troubler ou la pervertir, par l'élimination des principes contraires à l'effet qu'il voulait obtenir; sachant encore l'augmenter aussi, cette énergie, tout en la réglant à sa volonté, par l'emploi raisonné des produits salins extraits de ces eaux. En un mot, il était toujours maître des actions médicamenteuses qu'il dirigeait patiemment, à son gré, avec tant d'habileté et de succès.

## § IV. EAUX BOUILLIES.

En faisant bouillir les eaux alcalino-gazeuses naturelles des sources Artésienne et Ventadour, et en les filtrant, on les débarrasse d'abord de l'acide carbonique qu'elles contiennent, et ensuite de leurs sels terreux, calcaires et magnésiens ; on obtient ainsi une eau saline *sodo-potassique*, connue à l'établissement sous le nom d'*eau bouillie*, et qui est utilisée à l'intérieur et à l'extérieur. « Ces eaux sont limpides, inodores ; elles ont une saveur légèrement salée ; leur impression sur l'estomac se réduit à une faible sensation qui active les fonctions digestives. On doit prendre ces eaux le matin à jeun, ou le soir dans l'intervalle des repas. Les bains de ces mêmes eaux communiquent aux téguments une stimulation très douce et moins vive que celle de nos eaux naturelles ; la réaction consécutive sur les viscères, et spécialement sur le cerveau, est conséquemment beaucoup moins énergique ; aussi ces bains conviennent-ils infiniment aux gastrités et aux entérités doués d'un tempérament nerveux et chez lesquels on aurait à redouter une congestion cérébrale. Une longue expérience nous a fait connaître toute la valeur de nos eaux bouillies dans le traitement des glandes indurées et des tumeurs blanches articulaires : elles sont, dans ce cas, d'un prix infini. »

Les eaux Ventadour bouillies sont prises à l'intérieur en boisson par les pulmoniques, spécialement ceux qui sont atteints de tubercules ; ils la prennent par petites verrées dans l'intervalle des repas, quelquefois au moment du repas : c'est presque la seule médication minérale intérieure qui s'adresse à l'estomac, dans le traitement si complet cependant de la phthisie institué à Celles.

Elles sont aussi employées en douches ascendantes et descendantes : la douche ascendante, avec l'eau Ventadour bouillie chez les entérités et les malades atteints d'engorgements des viscères abdominaux, du foie surtout, vient compléter et doubler l'action des bains avec ces mêmes eaux, et procure la résolution inespérée de tumeurs dont le pronostic paraissait des plus graves ; chez les malades qui souffrent du côté de la poitrine et qui sont souvent tourmentés par des diarrhées rebelles ou intermittentes qui les affaiblissent, d'autrefois par des constipations opiniâtres qui les enflamment, elle produit un grand bien, caractérisé par la sédation dans les deux cas, en s'adressant à la muqueuse intestinale dont elles régularisent les fonctions, soit en la tonifiant sans l'irriter, soit en calmant sa phlogose sans la débiliter.

Elle a encore un avantage de plus dans les phthisies compliquées d'empâtements tuberculeux de l'abdomen : celui d'aider puissamment à leur résolution en agissant directement sur eux, et de parfaire ainsi le système de douce et lente médication altérante à laquelle ils sont soumis.

En douche vaginale, ces eaux ont une action encore plus remarquable et plus manifeste dans les maladies de l'utérus caractérisées par des engorgements du corps et du col de cet organe ; dans ce dernier cas, même quand il se complique de granulations ou d'ulcérations, on voit arriver la résolution et la cicatrisation, sans recourir une seule fois aux caustiques.

Les eaux artésiennes bouillies sont employées surtout en bains dans le traitement des glandes et des tumeurs indurées, dont la dégénérescence est imminente ou confirmée, et dont l'état d'inflammation réclame une médication douce et puissante à la fois.

En soumettant à une ébullition prolongée les eaux artésiennes bouillies et filtrées, elles se concentrent de plus en plus, et en continuant cette opération jusqu'à sa dernière limite, le résultat de la complète évaporation est un dépôt salin constituant les *sels artésiens* qui entrent dans toutes les préparations minérales particulières du docteur Barrier, administrées par la voie satraleptique, c'est-à-dire en frictions sur les surfaces absorbantes de la peau.

## § V. ACIDE CARBONIQUE NATUREL.

Le petit établissement thermal de Celles est certainement un des premiers qui ont fait un emploi thérapeutique du gaz acide carbonique naturel qui se dégage des sources minérales. Dès les premiers jours du Puits artésien, et on se rappelle que nous avons évalué à 40 mètres cubes le gaz qu'il fournit dans les vingt-quatre heures, les vapeurs furent utilisées dans le traitement des maladies des voies respiratoires ; c'est donc de 1834 que date l'emploi médical de l'acide carbonique à l'établissement de Celles, par l'initiative du docteur J.-A. Barrier. Dès cette époque, bien avant la construction de la petite salle d'aspiration qui existe aujourd'hui, les malades, à l'aide d'un tube assujéti à l'extrémité d'un entonnoir qu'ils présentaient au-dessus de la source, venaient respirer les vapeurs carboniques dont ils étaient avides, tant ils en éprouvaient de bien-être.

Quand on aspire pour la première fois cette vapeur carbonique artificielle, la première sensation qu'on éprouve et qui frappe le palais est celle d'un goût vineux exquis, qui rappelle la vapeur du champagne, et qui, comme elle, monte à la tête; en continuant à l'aspirer, « elle détermine bientôt, dit le docteur Barrier, une titillation bronchique qui se propage jusqu'aux lobules pulmonaires et provoque une excitation thoracique dénotée par une ardeur insolite dans l'intérieur de la machine soufflante, une rubéfaction instantanée de la face, et souvent un mouvement de toux qui oblige le phthisique à suspendre des aspirations auxquelles cependant il revient avec un plaisir toujours nouveau, tandis que l'homme sain les délaisse volontiers. »

Nous n'avons pas l'intention de discuter ici les opinions émises contrairement aux nôtres sur le mérite de l'acide carbonique dans la thérapeutique respiratoire des maladies du poumon, par des médecins distingués et à qui leur position spéciale donne une autorité de plus. Un des éléments indispensables à cette discussion, pour lui donner toute sa valeur, serait l'étude comparative des effluves carboniques particulières aux différentes sources d'eau minérale. Ce travail ne peut trouver ici sa place, et nous n'avons pas la prétention d'y suffire. Nous nous bornerons donc à cette observation : nous pensons qu'en matière d'eau minérale, il ne faut pas juger d'une manière exclusive et générale tel produit naturel d'après les effets qu'on obtient de celui qui est propre aux sources de telle ou telle station thermale, mais bien que l'expression juste qui doit nous faire apprécier la valeur thérapeutique de ces produits naturels doit être le résumé scientifique complet et impartial de ce que l'expérience nous apprend sur chacun d'eux. Ces produits, qui peuvent être identiques au point de vue de leur composition chimique, peuvent différer complétement dans leurs effets physiologiques. Ainsi, nous affirmons que l'acide carbonique produit artificiellement dans nos laboratoires est loin d'être agréable et avantageux à nos malades, qui hument, au contraire, avec bonheur et succès celui qui se dégage naturellement du Puits artésien. Cela nous suffit (1). Nous recommandons de ne point le respirer pur, mais mélangé à beaucoup d'air atmosphérique et avec de fréquentes interruptions ; alors la tolérance s'établit rapidement, surtout chez les tuberculeux. Au lieu de provoquer la toux, il la calme : c'est le meilleur indice de son heureuse application. L'expectoration est rapidement modifiée, elle est plus facile. Son action détersive est remarquable, quand il existe des cavernes, des excavations tuberculeuses purulentes. Dans ce dernier cas, le malade peut aspirer le gaz sans mélange d'air ; s'il ne le guérit pas, il le soulage considérablement : il abuserait même de ce moyen, si on le laissait faire. Une de ses propriétés les plus utiles peut-être, c'est son action sur les crachements de sang. Nous n'avons jamais vu à Celles d'hémoptysie réfractaire à cette influence remarquable des vapeurs carboniques artésiennes pour arrêter les hémorrhagies du poumon. Enfin, nous regardons le gaz acide carbonique de Celles comme l'adjuvant indispensable et le plus précieux de la médication dirigée contre les tubercules pulmonaires.

## § VI. BAINS ET DOUCHES DE VAPEURS CARBONIQUES ET ARTÉSIENNES.

Quand on chauffe l'eau artésienne, le gaz acide carbonique qui s'y trouve dissous, entre en vapeur à 32° R. ; l'eau, au

(1) M. Balard n'a pu trouver un seul atôme d'hydrogène sulfuré dans le gaz du Puits artésien, et cependant les bouchons de nos eaux gazeuses elles-mêmes noircissent à la longue, tandis que ceux des eaux gazeuses du commerce restent toujours rouges.

contraire, ne commence à se vaporiser qu'à 38° R. On utilise cette circonstance en recevant les premières vapeurs dans une pièce où le dégagement du gaz devient si abondant qu'il ne tarde pas à former un brouillard épais qui permet à peine au malade de distinguer son voisin; « on conçoit qu'il suffit d'introduire un malade dans cet appartement pour lui faire prendre un bain de vapeur carbonique ; il est bien entendu que l'on a ménagé des courants dans cette étuve et que l'on y respire avec la plus grande facilité. L'action du gaz ainsi chauffé est bien puissante, car si on entre avec ses vêtements dans cette salle, le visage, les mains et tout le corps ruissellent bien vite de sueur, et cependant les vêtements restent secs jusqu'à ce que l'eau entre elle-même en vapeur à 38° R.; mais alors, on fait sortir le malade. Ce bain de vapeur est d'autant plus convenable que le brouillard est plus épais et la température de l'appartement moins élevée. Pour le phthisique, elle ne doit pas dépasser 27 à 28° R. Alors sa respiration est aisée et facile, son corps léger et dispos. On donne également des douches de vapeur carbonique pour dissiper un point pleurétique ou une douleur, et fréquemment nous obtenons ainsi des succès brillants. »

Nous avons dit que l'eau artésienne entrait en vapeur à 38° R.; aussi en continuant à chauffer les chaudières, ces vapeurs ne tardent pas à envahir la salle où les ont précédées celles du gaz acide carbonique, et à élever sa température. Là, plongés au sein d'une nue épaisse, les malades éprouvent une chaleur intense et cependant agréable sur toute la surface du corps; bientôt le pouls devient large et fréquent, la respiration est précipitée, il est vrai, mais toujours facile cependant; toute la périphérie du corps se colore et se couvre de sueur; plus tard, les artères battent avec force, et, vers la quinzième minute, le pouls marque ordinairement une centaine de pulsations. Durant cette immersion, dans un milieu aériforme et chaud, les douleurs de rhumatisme diminuent dès les premières minutes et ne tardent point à s'assoupir; de là, le désir manifesté par beaucoup de malades de rester dans ce bain plus longtemps qu'il ne conviendrait. Au sortir du bain de vapeur, le malade doit être transporté dans un lit convenablement chauffé; la fréquence du pouls diminue peu à peu, tout le corps se couvre d'une sueur douce et inodore, l'état fébrile baisse insensiblement; une chaleur modérée remplace, au bout de quelques instants, l'excitation universelle, et le malade conserve, durant toute la journée, un sentiment de bien-être qui, lui faisant aimer ce mode de médication, l'invite à le reprendre sans aucune crainte. La durée du traitement par les vapeurs est ordinairement de trois ou quatre jours. On se repose ensuite pendant deux ou trois jours, en se contentant d'aspirer le gaz, ou bien, on a recours aux bains Ventadour ou artésiens, selon que l'on a à combattre des pneumonies chroniques, des rhumatismes ou des empâtements tuberculeux. Pour les rhumatismes on revient aux vapeurs à deux ou trois reprises; pour les tuberculeux on est obligé d'y recourir maintes et maintes fois, il n'y a pas de règles bien précises à cet égard. La température du bain de vapeur artésien ne dépasse guère 40° R., et est préférable à 35°.

« On administre aussi l'eau artésienne en vapeurs sous forme de douche ; elles tendent ainsi à exciter et à faire ramollir un tissu engorgé avec une grande efficacité; ce puissant moyen, aidé de l'action tout à la fois stimulante et résolutive du bain artésien, procure souvent la guérison de tumeurs dont l'éréthisme qui survient fréquemment durant l'administration des bains artésiens, eût arrêté la complète résolution. Quand on la dirige sur un ulcère scrofuleux, elle le déterge et l'avive tout à la fois; sous l'influence de la douche de vapeur on voit les empâtements glanduleux tantôt marcher vers la résolution, tantôt disparaître par la voie de la suppuration; mais ce dernier effet, que des malades impatients et indifférents préfèrent quelquefois, peut toujours être évité.

## § VII. DOUCHES ASCENDANTES ET DESCENDANTES.

Outre trois douches ascendantes qui servent surtout à l'administration de l'eau Ventadour bouillie, et dont nous avons parlé en traitant des eaux minérales bouillies, outre une douche de vapeur carbonique et artésienne, il existe une douche descendante d'eau artésienne : « La colonne d'eau qui percute une partie, dit le docteur Barrier, favorise la résolution de certaines tumeurs, ou des engouements qui l'obstruent; la colonne liquide se dirige à volonté sur tous les points où l'on peut se promettre un certain avantage de son action médiate ou immédiate, sur la tête, la poitrine, l'abdomen ou les membres; je l'emploie aussi volontiers dans les affections du tube digestif, celle du foie en particulier. La durée de la douche est de douze à quinze minutes, il faut se méfier des douches prolongées; les goutteux surtout ont à redouter leur trop longue stimulation. » Généralement la chute n'est pas élevée et, suivant les indications, la colonne artésienne, plus ou moins chaude, tombe en masse ou en pluie. Elle rend les plus grands services dans le traitement des tumeurs de nature lymphatique et scrofuleuse surtout, qui réclament et permettent une action énergique et locale. Administrée avec prudence et convenablement entre les épaules à une certaine période de la phthisie tuberculeuse et dans les engorgements chroniques du poumon, qui font souvent suite aux fluxions de cet organe, elle concourt à activer la résolution de l'engouement pulmonaire. En un mot, la douche artésienne trouve son indication et son application utile dans tous les cas où l'on veut obtenir et où l'on peut se permettre une vive action stimulante et résolutive à la fois. Elle joue donc un rôle important dans l'ensemble des moyens puissants dont on dispose à Celles contre les maladies dues aux vices lymphatiques et scrofuleux, et qui constitue une médication souveraine dans tous ces cas, et qui, selon nous, n'a point de rivale.

Telles sont en abrégé les vertus médicinales des eaux minérales naturelles de Celles. Nous bornerons là cette esquisse rapide et consciencieuse sur des eaux qui, par leur énergie et leur éclatante spécialité, méritent d'être placées au premier rang parmi les plus précieuses et les plus utiles; et ces deux qualités éminentes, elles ne les doivent point au caprice de la vogue; le modeste établissement qui les recèle n'a rien, hélas! en beauté ou en parure de ce qui la fait naître; elles ne les doivent pas davantage aux récents décrets du sénat hydrologique; jusqu'à ce jour il leur a manqué et cet honneur et cette justice; elles sont le fait de la consécration du temps et de l'expérience de tous les temps. Nous espérons avoir fait assez connaître les ressources thérapeutiques peu communes que le médecin et le malade sont assurés de trouver en elles. Il nous eût été facile, même agréable, d'entrer dans de plus grands développements à propos de sujets aussi intéressants, mais nous serions sorti des limites d'une simple notice.

Ces ressources, déjà admirables, de l'établissement de Celles ne se bornent pas à cette administration variée de l'eau minérale naturelle, dépouillée ou non de quelques-uns de ses principes, suivant que le réclament les indications des maladies et des malades. Non, ces actions diverses, déjà si énergiques, ne pouvaient seules suffire à résoudre le problème que s'était posé le docteur Barrier: la cure radicale des affections tuberculeuses; son génie a alors enfanté ce qu'il a appelé sa méthode iatraleptique; ce sujet, intéressant par dessus tout, fera l'objet de notre second chapitre. Mais avant de l'aborder, nous voulons passer rapidement et sommairement en revue les maladies auxquelles conviennent les eaux minérales naturelles de Celles, pour lesquelles elles sont, nous pouvons le dire, spécifiques. C'est la suite naturelle, sinon obligée de cette première partie de notre tâche. Cette énumération sera facile, et nous n'aurons pas à insister longuement pour la justifier, après tout ce que nous avons déjà dit.

## § VIII. MALADIES QUE GUÉRISSENT LES EAUX DE CELLES.

En première ligne viennent toutes les maladies qu'engendrent un lymphatisme exagéré et le vice scrofuleux, ou qui en dérivent, soit qu'elles siégent dans les glandes, sur le trajet des vaisseaux blancs, ou dans les autres tissus qui forment l'enveloppe charnue de la charpente osseuse, soit enfin dans ce tissu osseux lui-même; adénites ganglionnaires ulcérés ou non, ulcères proprement dits, empâtements celluleux ou organiques, carie tuberculeuse, le mal vertébral de Pott en particulier, tumeurs blanches articulaires, coxalgies, luxations spontanées, ostéomalacie, rachitisme, faiblesse musculaire, cet état de débilité générale qui frappe l'enfance au moment de son développement, et des révolutions humorales surtout. C'est à Celles que devraient se trouver les thermes de l'enfance, où toute mère de famille soucieuse de la santé de ses enfants devrait les conduire religieusement, pour les débarrasser avec sûreté de toutes les maladies qui affligent les premières années de leur vie, leur faire franchir avec facilité cette époque de transition si pénible, si douloureuse souvent et si décisive, et les faire entrer pleins de vitalité et de force dans l'adolescence. Que de familles cruellement éprouvées par les atteintes de ce lymphatisme si redoutable et si commun dans les pays du nord de l'Europe, où la peau fonctionne si mal dans un milieu froid et humide, vont chercher auprès des salines et de quelques établissements trop vantés de l'Allemagne, un soulagement ou des guérisons souvent incomplètes et toujours d'une longueur désespérantes, qui trouveraient dans les eaux de Celles une cure prompte et radicale, sous un climat des plus favorables ! Mais poursuivons notre énumération :

Engorgements des glandes mammaires, les mammites, suites de nourissages malheureux, les indurations qui précèdent toujours et conduisent souvent aux dégénérescences organiques squirrheuses et autres, dégénérescences que peut toujours prévenir à Celles un traitement convenable, qu'ont guéries souvent les méthodes de traitement particulières au docteur Barrier; les maladies du poumon, dues ou non à la présence des tubercules; les engorgements consécutifs aux fluxions de poitrine, les laryngites et autres affections des voies respiratoires, les pleurésies, les pleurodynies rebelles. Nous avons la conviction de guérir à Celles la phthisie au premier degré, de pouvoir l'enrayer indéfiniment à ses autres périodes, de la soulager toujours, même à ses périodes extrêmes; du reste, nous achèverons de dire, dans le chapitre suivant, ce que sont nos prétentions sur ce sujet délicat, le plus considérable de la thérapeutique minérale, en examinant la méthode de traitement spécial du docteur Barrier;

Les maladies des organes de la digestion et en particulier celles du foie, les gastrites et les entérites, les dyspepsies atoniques et les dyssenteries;

La fièvre intermittente, par l'action toute spéciale des eaux de la Bonne Fontaine;

Certaines formes du rhumatisme et de la goutte caractérisées par des engorgements indolents chez les sujets lymphatiques;

Toutes les maladies du sang qui dépendent de l'état de pauvreté ou d'absence d'un de ses principes constitutifs; la chlorose, l'anémie, la chloro-anémie, toutes les leucorrhées;

Les maladies de l'utérus et de ses annexes, caractérisées par des engorgements plus ou moins chroniques et indurés, soit dans le corps de l'organe, soit le dans col, avec granulations ou ulcérations, offrant cet état fongueux, indécis, qui fait redouter une dégénérescence organique;

Les maladies de la vessie et des organes secrétoires de l'urine : cystite, néphrite, urétrite, etc., etc.

Nous pourrions annexer ici un nombre considérable d'observations intéressantes, et par des faits authentiques établir que dans les engorgements des corps glanduleux du bas-ventre, tels que le foie, la rate, ou le pancréas, les eaux de Celles ont réussi dans des circonstances où celles de Vichy avaient échoué ; nous nous en abstenons, parce que d'abord elles ont déjà paru dans les trois Mémoires publiés par le docteur Barrier sur les eaux, en 1837, 1844 et 1856, et ensuite parce qu'en ne rapportant même que les plus remarquables, nous augmenterions encore beaucoup trop ce travail.

Nous devons, en terminant, prévenir encore les baigneurs que l'action curative des eaux de Celles ne suit pas toujours immédiatement leur usage, surtout dans certains cas, où le système celluleux se trouve comme empâté ; que l'action thermale se prolonge dans la grande majorité de ces cas pendant quatre ou cinq mois, et que c'est au moment où ils étaient sur le point de désespérer, que la surexcitation tombe complètement et que survient une guérison radicale.

## § IX. TOPOGRAPHIE, CLIMATOLOGIE. — CURE DES RAISINS.

Nous nous apercevons que, contrairement à ce qui se voit dans les publications du genre de la nôtre, nous n'avons parlé de Celles que sous le rapport médical, qui est en effet son côté brillant et solide ; nous n'avons rien dit de son site, des distractions qui attendent son visiteur ; cet oubli n'a rien de prétentieux et n'est pas volontaire ; mais nous avouons qu'il nous semble que là où on se guérit on se trouve toujours bien, quand rien ne manque aux autres nécessités de la vie ; que la joie d'avoir enfin trouvé un remède à ses maux est infiniment supérieure à toutes celles que peuvent procurer le luxe élégant et les bruyants plaisirs des réunions du grand et beau monde, — les vrais malades, et ce sont à eux que nous nous adressons, ne s'en accommodent guère ; — que la nature simple et agreste plaît davantage dans ces cas que toutes les merveilles que l'art moderne sait créer pour transfigurer une terre ingrate, et y accumuler toutes les jouissances et les exigences du luxe et de la fortune. Celles n'est ni une terre ingrate, ni un pays enchanté; et cependant les équipages armoriés y sont venus et y viennent encore. C'est simplement un gracieux et verdoyant vallon tel que la nature l'a fait et l'a bien fait pour ses destinées, chaud et salubre, caché et couché en demi-rond dans les replis de la montagne, la tête au levant, les pieds au midi, bien abrité du nord et du couchant, suffisamment élevé pour échapper aux brouillards du fleuve, pas assez pour ressentir les courants trop vifs qui soufflent sur les cimes; bien aéré, l'air qui circule du levant au midi et du midi au levant, se tiédit et se parfume au contact des flancs incultes, c'est vrai, de la montagne, mais couverts de plantes aux vivifiants arômes; quelques pieds d'oliviers qu'on voit encore dans des coins, victimes épargnées par le mûrier triomphant, attestent ce climat déjà méridional. Des promenades, simples chemins de communication, conduisent, à travers les caprices du sol, d'un côté, au magnifique panorama du fleuve, spectacle toujours grandiose, à dix-huit cents mètres de l'établissement, aux gigantesques hauts-fourneaux, aux vastes ateliers de fonderie de Lavoulte, installés autour et jusque dans ces antiques demeures seigneuriales, d'où l'industrie domine aujourd'hui en maître, comme autrefois ces superbes seigneurs, ces Rohan à la fière devise; de l'autre, vers les splendides fabriques de la vallée de l'Ouvèze, véritables palais élevés par les heureux filateurs de la soie, où s'admirent les brillantes merveilles de cette industrie qui fait, avec la métallurgie, la richesse de nos contrées, et où vous accueille toujours une gracieuse hospitalité. Nous n'avons pas de Casino, c'est vrai, nous le regrettons; en l'attendant, c'est sous ce ciel hospitalier et bon qu'on se réunit le soir, et le malade qui souffre de la poitrine n'est pas banni de ces joyeuses réunions, aimables causeries, épanchements intimes où la familiarité, qui naît vite entre gens qui souffrent, n'exclut jamais le bon ton et les convenances; oui, les poitrinaires, les rhumatisants, à Celles, n'ont rien à craindre le soir de l'inclémence du sol et des perfidies de l'athmosphère ; là ils retrouvent leurs libres allures. Sur cette terre classique des volcans, où à chaque pas le géologue et le naturaliste trouvent à exercer leur savoir, les orages ne font que passer : quand la pluie a cessé, la terre est déjà sèche. Dans les jours exceptionnels de mauvais temps et toujours, le salon du docteur, à l'établissement, est ouvert avec empressement aux malades, le jour comme le soir.

Deux hôtels, *bâtis par des malades*, — car à Celles, ce n'est point aux hôtels qu'on doit la présence des malades, mais aux malades qu'on doit la création des hôtels, — offrent des chambres convenables et une bonne table ; nous y veillons sans cesse, car c'est le complément important de nos médications. — On mange à Celles des fruits délicieux, et parmi eux, au premier rang, brillent les figues et les raisins. Ce sont ces beaux, ces succulents et doux raisins que, depuis quelques années, la spéculation nous enlève pour les porter sur les tables luxueuses de la capitale. — C'est dire qu'on fait à Celles la cure des raisins, — l'agréable nous ramène à l'utile, — la cure des raisins, si particulièrement utile aux poitrinaires, et dont le moment le plus opportun est fin août et septembre.

La cure des raisins consiste à manger de trois à cinq livres de raisins bien mûrs, par jour, à intervalles réglés et en suivant un régime spécial. Le malade à jeun commence le matin par en manger une livre ; il a soin de n'avaler ni enveloppes, ni pépins, et encore, à Celles, cette précaution, bonne à Fontainebleau et sur les bords du Rhin, n'est pas nécessaire, car l'enveloppe des graines est d'une finesse extrême, et au lieu d'acidité, on pourrait leur reprocher leur trop grande douceur. — Deux heures après, même repas et même dose de raisins. — Dîner à midi, et dîner approprié, en viande de bœuf et de mouton, rôtie ou non (or, le mouton de l'Ardèche vaut le pré-salé), du pain rassis et bien cuit et un verre de vin vieux ; on permet, en légumes, les pommes de terre et les carottes. — A quatre heures, troisième repas, mais, cette dernière fois, avec deux livres de raisins. — Le soir, simple potage ou thé avec pain blanc, suivant les habitudes des malades. Nous recommandons de l'exercice dans l'intervalle des repas et de s'abstenir de boire le plus possible. — Le chasselas de Fontainebleau, pour cette cure, qui peut durer trois semaines, est bien inférieur au nôtre sous tous les rapports, puisque c'est par le sucre et la gomme que contient le raisin et qui sont ses principes nutritifs qu'il agit dans cette cure. Sous son influence, qui n'est nullement laxative, mais tonique et reconfortante en même temps que rafraîchissante, on voit les forces et même l'embonpoint revenir au pauvre phthisique, et par conséquent à ceux qui ne sont pas aussi gravement atteints du côté du poumon. C'est un traitement, dit M. Constantin James, si bon juge en cette matière, qui réussit parfaitement à abattre la surexcitation générale, rafraîchit le sang, résout les engorgements pulmonaires et modifie les sécrétions; il agit très heureusement dans les maladies de l'appareil urinaire. C'est un agréable et utile complément de la médication minérale suivie à Celles pour la guérison de ces maladies. M. Constantin James conseille de mettre au moins quinze jours d'intervalle entre la médication minérale et la *cure des raisins*. Souvent nous avons négligé cette précaution sans avoir à nous en repentir.

Celles est donc un coin de terre privilégié, véritable oasis dans ce montagneux pays de l'Ardèche, qui, en dehors de ses richesses hydrologiques et de son heureux climat, possède aussi les agréments que l'on recherche surtout à la campagne, quand on fuit la ville : la liberté et le calme dans la retraite ou l'exercice. N'oublions pas qu'une petite chapelle contiguë à l'établissement, desservie par l'honorable curé de Rompon, permet et assure aux malades tous les exercices du culte catholique.

Nous ne nous dissimulons pas tout ce qu'il y a de travaux importants et urgents, de créations à faire à Celles, pour que, de ce côté, il soit un peu à la hauteur de ses ressources médicales de premier ordre. Nous demandons surtout des communications plus convenables et complètes avec la vallée du Rhône, et nous comptons sur le zèle bien connu de l'administration supérieure pour achever et parfaire des travaux dont, jusqu'à ce jour, le poids principal a pesé sur le savant et infatigable fondateur de Celles, et quelques fidèles dévoués et confiants dans une œuvre qui honore et la science et le pays. Notre demande est surtout opportune au moment où de nombreux ouvriers travaillent activement à asseoir la ligne ferrée qui doit relier à Livron le riche bassin métallurgique de Privas avec la grande artère centrale de Paris à Marseille, ligne ferrée qui longe la rive droite du fleuve de Lavoulte au Pouzin, passe par conséquent devant la vallée qui conduit à Celles et qu'elle traverse à son entrée sur le Rhône, qui aura enfin une station principale à Lavoulte, c'est-à-dire à trois kilomètres de l'établissement thermal.

---

# CHAPITRE II

## DU TRAITEMENT NOUVEAU

## Des Affections tuberculeuses, et en particulier, des Maladies du poumon,

PAR LES MÉTHODES MINÉRALES IATRALEPTIQUES DU DOCTEUR J. A. BARRIER (DE CELLES).

Nous avons à nous occuper maintenant, pour terminer et compléter ce rapide aperçu des ressources médicales du petit mais confortable Établissement de Celles, du traitement minéral particulier institué par le docteur J. A. Barrier, pour arriver à la guérison radicale des affections tuberculeuses dans leurs plus redoutables expressions : la phthisie pulmonaire, la scrofule et le cancer.

La guérison à Celles de la scrofule avec toute sa lignée et sa nombreuse descendance, est désormais une vérité ; elle peut s'y opérer par l'administration seule et variée avec intelligence des eaux minérales naturelles, à plus forte raison elle est assurée, même dans ses plus graves manifestations, dans ses formes les plus rebelles, à l'aide du traitement spécial que nous allons exposer.

Un Mémoire (1), publié en 1856, sur le traitement des ma-

(1) Du traitement des maladies scrofuleuses et cancéreuses par les méthodes iatraleptiques du docteur Barrier, membre correspondant de l'Académie impériale de médecine, propriétaire de l'établissement thermal de Celles (Ardèche). — Paris, Ledoyen, lib.-édit., Galerie d'Orléans. 1856.

ladies scrofuleuses et cancéreuses, nous a prouvé également que cette dernière affection, la plus terrible de toutes, cette impossibilité médicale, ce *noli me tangere*, n'était plus au-dessus des ressources de l'art; qu'entre ses mains et sous l'influence de ses préparations minérales elle devenait malléable en quelque sorte, et soluble. Les plus magnifiques, les plus véridiques, les plus concluantes observations de guérison que renferme ce Mémoire, le démontrent de la façon la plus évidente. — Et, nous avons la douleur de le dire, ce beau livre est passé inaperçu du monde scientifique et du monde malade, qui cependant se sont émus au bruit d'un charlatan, indigne même de ce nom et du carrefour, où il n'aurait jamais su arrêter et retenir la foule qui s'y presse ordinairement, dans ces pompeuses exhibitions de la plus grossière ignorance, mais de la plus adroite escroquerie, sous les plus philanthropiques apparences, les dehors les plus éclatants; il est vrai, hélas! que des bouches autorisées, illustres même et justement aimées dans la presse littéraire et politique avaient embouché la trompette, et portaient la parole le jour où il vint frapper insolemment à la porte de l'asile où la science et l'honneur, dans leur plus haute personnification, veillent au chevet de ceux qui souffrent. — Mais ne troublons pas le silence qui s'est fait, n'interrompons pas l'oubli qui pèse déjà sur cette incroyable histoire, cette ridicule échauffourée du droit à la cure; si les conspirateurs, les complices ont été de bonne foi, c'est triste; s'ils ont cru l'occasion bonne pour faire une petite guerre au corps médical, qu'on est toujours si heureux de prendre en défaut, il faut avouer que la punition a dépassé la faute, la déception a été cruelle même, et nous espérons qu'elle portera ses fruits; à ce titre là il ne faut peut-être pas trop la regretter. Quant au noir et misérable héros de l'aventure, il a disparu par la seule porte qui lui convenait, la seule qui aurait jamais dû s'ouvrir pour lui. — Et nous, nous frémissions à cette époque, pendant tout le rententissement produit à cette occasion; mais nous nous sommes contenu, nous avons fait taire les sentiments qui débordaient notre cœur, parce qu'il nous répugnait de mêler à ce bruit, le nom d'un médecin comme le docteur Barrier. On eût pu nous accuser d'en profiter pour rappeler ses travaux et en occuper le public. Or, nous avons plus que cela le soin et le respect de sa mémoire, et nous comprenons autrement les devoirs que nous nous sommes imposés pour elle vis-à-vis du public. — Que le lecteur nous pardonne cette digression qui nous a échappé, et revenons bien vite à cette bonne et lumineuse figure, à cette pure et noble intelligence.

Le docteur Barrier était un de ces hommes rares, aussi bien doué du côté du cœur que du côté de l'esprit, à la foi ardente dans le progrès par l'étude, et qui ne peuvent se résigner à prononcer le mot d'incurabilité, cet aveu d'impuissance et de lâcheté. A des connaissances médicales profondes dans toutes les branches de l'art de guérir, mais surtout en physiologie, en chimie et en histoire naturelle, il joignait un ardent amour de son art, un sens pratique d'une grande rectitude et un coup d'œil médical rarement trompé; aussi, grâce à toutes ces qualités rehaussées par trop de modestie, qu'ornaient de l'affabilité, une bonté aimable et délicate, il était adoré de ses malades, et recherché au loin ; peu de médecins ont obtenu une pareille confiance et exercé un aussi grand empire : sentiments bien honorables pour tous. Avant même qu'un heureux hasard n'eût remis entre ses mains les puissants moyens de curation qui résident dans les eaux minérales de Celles, avant que son inspiration et son génie ne lui eussent fait deviner et trouver les ressources plus puissantes encore contenues dans les produits pharmacologiques dérivés de ces eaux, son esprit peu satisfait du résultat de la médecine ordinaire dont l'impuissance éclatait si manifestement contre certaines diathèses, rêvait des routes nouvelles dans l'art de guérir et une réforme dans la thérapeutique. Sa thèse inaugurale, véritable profession de foi médicale, est l'expression éloquente et hardie de cet état de son esprit et de ses aspirations à la fin de ses études, faites à la faculté de médecine de Montpellier. Ce travail fit sensation, et ses maîtres illustres, qui jetaient alors un si vif éclat sur la célèbre école hippocratique, pressentant ce que serait un jour ce vaillant et audacieux disciple, si bien armé pour la lutte, et qui, au sortir de l'école, se montrait déjà un sage novateur dans les questions les plus ardues, firent de vains efforts pour le retenir auprès d'eux.

De retour dans ses chères montagnes, en abordant la pratique médicale, il rompit en quelque sorte, comme il le raconte lui-même avec un charme infini, avec la matière médicale des écoles. Écoutons-le, il va nous initier lui-même aux faits, aux impressions qui ont présidé à cette scission et préparé dans la thérapeutique de ces maladies incurables les belles découvertes que nous lui devons, et qui sont sa gloire incontestable, nous ne cesserons de le répéter.

Nous extrayons les passages qui vont suivre d'un Mémoire manuscrit et inédit du docteur Barrier, sur la phthisie pulmonaire, que la mort lui a à peine laissé le temps d'achever. Nous espérons pouvoir bientôt offrir au public ce travail si intéressant qui transfigure en quelque sorte la question de la phthisie pulmonaire et de sa curabilité. Ces pages lumineuses peindront l'homme et ses tendances, et seront le meilleur exposé du système de traitement si rationnel, si simple et si complet dans sa simplicité, qu'il a opposé victorieusement à l'affection tuberculeuse du poumon.

## § I. CONSIDÉRATIONS PHYSIOLOGIQUES.

» Saturé dès les années 1816 et 1817 de la lecture des œuvres de Swédiaur, émerveillé des propriétés médicinales du mercure, je ne pouvais me persuader que le mercure fût le seul agent métallique qui possède le privilége d'être administré par la voie iatraleptique (c. a. d. en frictions sur les principales surfaces absorbantes) et que tous les autres métaux fussent réduits à peu près au rôle de modificateur toxique. Tous les sophismes des toxicologistes, je dirai même des auteurs de matière médicale, n'ont jamais pu modifier mes opinions à cet égard; ils le purent d'autant moins que dans ce temps-là il existait à Montpellier un phénomène bien remarquable, dont l'observation me confirma dans cette manière de voir, et me fit conclure, dès le temps de mes premières études, que les autres métaux possèdent d'aussi belles propriétés que le mercure, mais qu'elles étaient ignorées par suite du mode vicieux d'administration des sels métalliques. Voici le fait en question : un ancien fabricant de vert de gris avait la peau verte, les ongles verts et les cheveux verts; feu le vénérable professeur Fages, le Boyer de notre école, ne manquait jamais de nous dire que l'on s'habitue aux poisons même les plus actifs, et après nous avoir rappelé l'exemple de Mithridate, il n'oubliait jamais de nous mentionner celui du marchand de vert de gris. Cet homme était de Vernoux, lieu de ma naissance, toute sa famille m'était parfaitement connue; tous ses parents mouraient dans un âge peu avancé et tous succombaient à des engorgements chroniques d'organes divers. En l'année 1818, je fus en rapport avec M. Sabatier (tel était le nom de ce négociant); il avait alors 94 ans; il en avait 96 en 1820, époque où je quittai Montpellier. M. Sabatier, à sa coloration près, était le plus beau vieillard qu'il fût possible d'imaginer; il possédait toutes ses facultés morales; ses chairs fermes, consistantes, conservaient de la souplesse et lui permettaient de promener toute la journée. Ce fait à lui seul eût dessillé complètement mes yeux alors même que d'autres observations ne se seraient pas jointes à lui pour me convaincre que les toxiques ne sont pas tout ce que l'on pense, et qu'au lieu de tuer constamment ils peuvent entre des mains habiles guérir, alors même que la science condamne.

» En cette même année, le professeur Delpech faisait des expériences suivies sur la valeur de l'or dans la médication des affections rebelles et complexes de la syphilis; je recueillis quelques-unes de ces observations et je les suivis toutes avec le plus grand intérêt; le résultat analytique de mes propres méditations fut que l'or a de la valeur au point de vue clinique, mais qu'on exigeait de lui des propriétés qui n'étaient pas les siennes.....

« Dès cette époque ma destinée était tracée; les affirmations des Lory, des Chaussier, des Orfila, des Magendie, de tous les toxicologistes enfin contre le plomb, le cuivre, l'arsenic et tous les agents toxiques, en un mot, ne purent ébranler mes convictions à cet égard.

» Nos célèbres expérimentateurs, en effet, ne s'étaient pas assez mis en défiance contre l'introduction de ces différents sels par la voie de l'estomac ou par leur injection dans les veines. Tous, par conséquent, perturbaient de prime-abord les grands vases de l'organisme; et de là des effets toxiques épouvantables qui ne permettaient plus d'observer les influences modificatrices d'un agent donné.

» Deux illustres médecins, les docteurs Alibert, premier médecin du roi Louis XVIII, et Chrestien, de Montpellier, pénétrés des inconvénients attachés aux modes d'introduction des modificateurs toxiques, voulurent les ingérer par la voie de l'absorption cutanée; leurs efforts furent impuissants; aussi ne tardèrent-ils pas à affirmer tous les deux que la peau est dépourvue de toute puissance d'absorption. Cette opinion est encore celle de l'immense majorité des praticiens; tous au moins sont unanimes pour déclarer que cette faculté est si faible, qu'elle est pour ainsi dire nulle. Alibert et Chrestien essayèrent également de dénuder l'épiderme, pour inciter l'action absorbante de l'organe cutané; ils renoncèrent également, ou, pour parler plus exactement, ils restreignirent beaucoup une pratique bien défectueuse, — ainsi que je l'ai prouvé dans mon Étude sur l'absorption par la voie d'un cautère. — Dans la suite, le médecin de Montpellier se borna à prescrire des frictions sur la langue avec son chlorure d'or, en recommandant de ne pas avaler la salive.

» Au début de ma pratique, j'administrai à mon tour l'iodure et le cyanure d'or, à l'instar du chlorure. Le premier de ces sels me procura des succès dans la médication du goître; par le second, j'allongeai, je puis le dire, les jours de mes phthisiques. Passant dans les suites à l'étude des sels argentiques, je n'osai les prescrire en frictions sur la langue, et même, quelques années plus tard, je renonçai à l'administration des sels par cette voie : l'expérience m'avait appris combien il est difficile d'éviter l'ingestion stomacale quand on pratique des frictions sur la langue. Me remémorant alors le procédé de Cyrillo, je combinai des préparations argentiques aussi lénitives que possible, et je les prescrivis en frictions sous la plante des pieds : je fus heureux, j'obtins quelques succès.

» Dans la suite, je coassociai mes études sur les eaux de Celles avec mes investigations antérieures sur les sels métalliques; de méditations en méditations, de recherches en recherches, j'ai obtenu à la fin des formules si délicates, qu'à l'heure actuelle je fais absorber par toute la surface cutanée des agents médicamenteux divers; je modifie ainsi tout le système celluleux sans blesser la susceptibilité de nos viscères. Je puis donc, à l'instar du jardinier, donner à mon labour l'humus et les qualités salines qu'il importe de lui communiquer dans l'intérêt de la végétation universelle.

» Car, plongés dans le système celluleux, nos viscères y puisent leurs principes nutritifs, et, à l'instar des végétaux dans la terre, leur végétation est luxuriante si le système cellulo-lymphatico-sanguin est dans des conditions convenables. Chaque organe polarise ensuite les principes qui lui conviennent, acquiert ainsi une texture, une manière d'être qui lui est propre; de là des diversités parenchymateuses qui sont inexplicables. La science ne nous a donc pas dit son dernier mot sur la composition de nos tissus. Pour que les produits organiques soient dans un état de confection parfaite, il importe que l'être ne cesse jamais de se trouver en rapport avec des milieux ambiants et des modificateurs d'une condition normale. Si, au contraire, ces milieux et ces modificateurs ne sont plus appropriés au mode de sensibilité végétative de l'être, les tissus, les parenchymes, et, par suite, tous les organes abreuvés de sucs inertes, deviennent flasques et mous; d'autres fois, ils s'amaigrissent et sèchent, ils deviennent phthisiques, en un mot; ainsi, le végétal le plus brillant qui cesse d'être en rapport avec une somme voulue de rayons solaires, blanchit, flétrit et s'étiole. Ce fait, qui est de la plus grande authenticité pour les végétaux, l'est également pour les êtres les plus complexes, et pour l'homme lui-même. »

Les belles et concluantes expériences de M. Fourcault sur les fonctions de la peau, consignées dans ses *Recherches sur les causes générales des maladies chroniques*, livre admirable, véritable et précieux code d'hygiène, qui, en quelques pages, nous en a plus appris sur la phthisie pulmonaire que tous les volumes des anatomo-pathologistes et tous les Traités spéciaux qui ont paru avant lui, ces expériences, disons-nous, nous ont prouvé l'immense rôle et révélé toute l'importance de cette enveloppe tégumentaire, au point de vue de la double fonction d'inhalation et d'exhalation du système cutané, et ont répandu un nouveau jour sur les phénomènes physiologiques et pathologiques placés sous sa dépendance. Elle a, cette double fonction d'inhalation et d'exhalation, une activité et une valeur qui ne doivent plus être méconnues ni négligées du médecin, et qui, presque toujours, lui donneront la clef des désordres fonctionnels de la plupart de nos organes, et des altérations qui s'en suivent dans leur propre substance, en amenant, soit leur dégénérescence, soit la formation de produits hétérogènes morbides, comme la matière tuberculeuse. La peau, avec sa texture éminemment nerveuse et impressionnable, est l'intermédiaire subtil entre le milieu ambiant où vit le corps et ce tissu cellulaire où vivent les organes; tissu si parfaitement arrosé par la multitude infinie des canaux de la grande circulation sanguine, qui y déposent cette chair coulante indispensable à sa force vitale et à sa fertilisation, et où s'opèrent mystérieusement tous ces phénomènes d'actions et de réactions, de composition et de décomposition, d'assimilation, d'échange, sous l'influence des lois électro-magnétiques qui président à la vie organique. Donc, veiller à la régularité des fonctions de la peau et aux conditions que doivent remplir les milieux en contact immédiat avec elle, veiller à la régularité de l'Imbibition et de la Transsudation, de la Circulation et de l'Électrisation, ces trois fonctions basiques de toute végétation organique, dont le jeu régulier, dit le docteur J.-A. Barrier, amène la santé parfaite du système lymphatico-celluleux, sont des dogmes de médecine pratique auxquels on a trop peu songé de nos jours, et qui doivent nous diriger sans cesse dans la curation des maladies.

C'est sur ces considérations de physiologie chimico-vitale, et sur quelques autres que nous exposerons bientôt, que reposent les pratiques médicales instituées à Celles par le docteur J.-A. Barrier, sous le nom de *Méthodes iatraleptiques*, pour le traitement des affections tuberculeuses en général, de la phthisie pulmonaire en particulier, et de toutes les maladies de poitrine.

## § II. MÉTHODE IATRALEPTIQUE. — EAU DES ROCHES.

C'est donc en opérant dans la profondeur du tissu celluleux, dans les replis cachés du système lymphatique, en faisant pénétrer à la sourdine, en quelque sorte, dans les mailles de ce tissu les molécules médicamenteuses dont ses recherches et ses expérimentations indicibles lui on fait connaître la spécificité, que le docteur J.-A. Barrier attaque les produits morbides tuberculeux, et obtient leur résolution par des réacteurs occultes et dans le secret du système capillaire. L'expérience lui a encore appris qu'il faut redouter par dessus tout et éviter soigneusement toute excitation générale. — Ses traitements sont donc longs; ils demandent de la persévérance des deux côtés. Mais n'est-ce pas en toute chose, surtout quand on est dans la bonne voie, celle du vrai progrès, — comme nous avons la conviction intime d'y être, — une condition de succès? Et qui oserait nous faire cette objection à propos de la phthisie pulmonaire?

« Il est peu d'agents métalliques que je n'ai employés isolément ou combinés entre eux pour former ma matière médicale, dit le docteur J. A. Barrier. Oui, j'ai manié tour à tour tous les agents métalliques que j'avais sous la main, et je n'aurais encore que des résultats peu satisfaisants, si je n'avais eu, enfin, l'heureuse pensée de demander aux rochers et aux minerais qui m'entourent leur eau de saturation.

» Cette nouvelle eau minérale obtenue en distillant à sec, dans une cornue à gaz, les fragments concassés des roches d'où s'échappent les sources, et qui sont formés en partie de kaolins pyriteux recouverts par des couches d'un lias imprégné d'huile de naphte, a été analysée par M. Baudrimont ; elle est limpide, d'une saveur astringente et contient pour un litre :

| | |
|---|---|
| Sulfate de protoxide de fer . . . . | 0,37320 |
| — chaux. . . . . . . . . | 0,02738 |
| Carbonate de potasse . . . . . . | 0,01588 |
| Silice . . . . . . . . . . . . . | 0,00688 |
| Carbonate de magnésie . . . . . | 0,00076 |
| Chlorure de sodium. . . . . . . | 0,00138 |
| Matières organiques . . . . . . . | traces. |
| | 0,42548 |

« Si le carbonate de potasse figure à côté et en présence du sulfate de fer et de chaux, c'est que l'acide carbonique fourni au dosage s'est trouvé dans ces sels solubles et que sa quantité correspondait exactement à celle de la potasse et de la magnésie.

» Paris, le 18 mars 1856

*Signé* : BAUDRIMONT. »

Cette eau *ferro-potassique*, dite Eau des Roches, est devenue l'excipient des sels artésiens et autres sels métalliques, de toutes les formules, en un mot, de la médication iatraleptique.

« Cette eau, vraiment exceptionnelle, présente donc une anomalie chimique puisque le fer et la potasse s'y trouvent en présence. Pour le thérapeute elle est également aussi surprenante que pour les chimistes, car, à l'instar d'une espèce de caméléon médical, elle participe des propriétés du fer et de celle de la potasse. Réduite, en effet, à quinze et encore mieux à vingt fois son volume, elle constitue l'astringent le plus énergique et le plus doux que je connaisse ; c'est surtout dans les états d'engorgement atonique du vagin et de l'utérus qu'elle opère avec une efficacité remarquable. Elle remplace avec un grand avantage à Celles, les attouchements au nitrate d'argent, dans tous les cas où il est usité. Cette même eau ainsi concentrée peut également résoudre et dissiper des glandes volumineuses qui auraient résisté à toute autre médication ; c'est sur les sujets profondément strumeux qu'elle réussit le mieux, mais la présence du fer est un grand inconvénient; si la glande est un peu enflammée et si elle tend au squirrhe, il faut alors éliminer ce métal, que je remplace par l'argent.

» Les propriétés fondantes de cette eau concentrée seraient bien remarquables, mais je me hâte de faire observer que les frais de cette combinaison sont tels, que je ne puis l'employer de la sorte, et je me borne presque toujours à administrer le liquide *ferro-potassique*, sans lui faire opérer aucune réduction secondaire, réservant ces concentrations pour les cas rebelles. »

## § III. DU CATHÉTÉRISME PHARYNGO-ŒSOPHAGIEN.

L'Eau des Roches joue encore un rôle plus important, si c'est possible, dans une pratique médicale particulière au traitement des maladies de poitrine à Celles, et dont nous nous hâtons d'entretenir le lecteur. Le docteur Barrier regardait sa découverte comme le couronnement le plus heureux de son œuvre, comme son complément indispensable. Elle ouvre certainement une voie nouvelle et orignale à la thérapeutique des maladies des voies respiratoires. Nous voulons parler du cathétérisme avec la sonde pharyngo-œsophagienne. Mais avant, qu'on nous permette encore quelques réflexions physiologiques sur la fonction pulmonaire au point de vue du docteur Barrier ; ce seront les dernières.

Le poumon, dentelle organique d'une souplesse et d'une délicatesse extrême, tissu formé en quelque sorte par l'épanouissement ramifié à l'infini et l'entrelacement des terminaisons capillaires des deux circulations sanguines, pénétrable à l'air atmosphérique dans tous ses plus intimes replis ; le poumon préside à l'hématose, à la grande fonction rénovatrice du sang ; c'est dans l'intérieur de cet appareil unique, dans les mystérieuses profondeurs de cet admirable laboratoire de la nature que s'accomplit le phénomène de la respiration, de l'oxigénation du sang, de son oxidation ; l'atmosphère lui envoie de l'oxigène, il lui renvoie de l'acide carbonique ; les veines apportent au poumon du sang noir, les artères rapportent au cœur du sang rouge ; et dans tout le corps se répand une vivifiante chaleur, cette expression par excellence de la vie. Quels sont donc les agents puissants et occultes, les forces qui accomplissent ces actes de chimie vitale ?

Il est impossible de ne pas être frappé des rapports d'analogie que le poumon semble offrir avec une pile galvanique. Remarquez l'appareil trachéal avec ses éléments, les uns cartilagineux, les autres charnus qu'unit, que lubréfie constamment une membrane muqueuse ; les substances constitutives du poumon qui peuvent être lacérées, déchirées sans qu'il y ait de douleur ; comme les deux métaux de la pile, ils sont insensibles ; de même qu'elle décompose l'eau en dégageant de la chaleur, le poumon décompose l'air en produisant de la chaleur aussi... Il serait facile de continuer cette comparaison, par la considération d'autres analogies de rapports et de fonctions. Quoi qu'il en soit de cette hypothèse, elle était passée, chez le docteur J. A. Barrier, à l'état de conviction. Pour lui, le poumon et ses annexes constituent la grande batterie thyro-pulmonaire, l'appareil générateur principal de l'électro-caloricité animale nécessaire à l'accomplissement des nombreux et divers actes de la vie entière, et le cerveau, où afflue le sang revivifié et saturé d'électro-magnétique, l'organe central cumulateur et dispensateur de ce fluide électro-nerveux, véritable force vitale qu'il distribue, dans toute l'économie, par tous les fils conducteurs qui émanent de lui, et dont les renflements ganglionnaires engendrent, dans leurs sphères d'activité des émanations continues de ce fluide puissant qui entretiennent et fomentent les fonctions de la vie organique. Des courants continus s'établissent ainsi du cerveau, non seulement aux organes des sens sous l'influence directe de la volonté, ce caractère sublime de l'homme, mais encore à ceux de nos organes dont les fonctions végétatives s'exécutent à notre insu, en quelque sorte... Et la vie se passe dans un atmosphère, un véritable bain électro-magnétique.

Ce n'est pas ici le lieu de développer ces idées théoriques, ce que nous venons d'en dire suffit. Nous aurions pu nous en dispenser et aborder immédiatement les faits cliniques, donner les résultats fournis et confirmés par l'expérience, sans nous préoccuper de l'ordre d'idées qui y avait présidé; mais nous n'avons pas voulu; nous avons tenu à faire au moins entrevoir ici cette partie d'une doctrine physiologique complète, qui appartient au docteur J. A. Barrier, et qui se rapportait directement à notre sujet, doctrine que ses écrits ont déjà révélée ; elle peut se discuter, elle peut aspirer au grand jour, à notre époque surtout qui sera celle des grandes naissances scientifiques, et dont beaucoup resteront et grandiront, si d'autres sont destinées à ne pas vivre longtemps. Qui pourrait dire que ces vues physiologiques ne sont pas l'avant-garde de toute une révolution thérapeutique qui se prépare, et que des médecins de talent et de progrès ont inauguré par des études intéressantes d'électricité bio-dynamique qui se poursuivent avec un zèle digne de louange. L'électro-magnétisme est dans le ciel, il est dans la terre, il est dans les corps, il est partout; il dirige et révolutionne le monde et tout ce qui existe. Aveugle qui ne le voit pas !

Ces vues physiologiques ont guidé le docteur J. A. Barrier dans ses études pathologiques et dirigé toute sa doctrine thérapeutique. Avec elles, il explique parfaitement tous les phénomènes de la phthisie, ses causes, ses symptômes, sa marche, ses conséquences médiates et immédiates; il en a déduit son traitement, et il a guéri souvent, soulagé toujours, même dans les cas extrêmes, en prolongeant la vie au delà de tout espoir, ce qui est sa meilleure et irréfutable justification.

Nous disons que cette théorie nous donne la clef de la phthisie; car, si les poumons ne sont qu'une batterie électro-organique, elle doit mal fonctionner, son action doit faiblir, dès que commence le travail morbide qui préside à la formation tuberculeuse; en effet, il y a alors des douleurs vagues dans la poitrine, il survient une toux sèche, la fièvre apparaît de temps à autre, il y a un ralentissement, un état de langueur dans toutes les fonctions, une souffrance indéfinie dans tout l'être en général; si le malade est plus sensible au froid et ne peut parvenir à se réchauffer, c'est parce que la production de chaleur pulmonaire s'est ralentie, a diminué par conséquent. Une fois le tubercule formé et son évolution progressive continuant, il y a aggravation de tous ces symptômes; les principes sucrés que charrie le sang ne pouvant plus être convenablement élaborés dans les mailles envahies du tissu pulmonaire, la partie qui ne peut être dissoute s'élimine par l'expectoration; de là le goût sucré des crachats et des sueurs; de là aussi, par cette hématose incomplète, déperdition grande pour la nutrition, et consécutivement l'amaigrissement, le desséchement de tout l'organisme, la fièvre hectique à la période extrême d'émaciation, et la mort qui termine inévitablement cette lutte du corps avec le mal qui le mine aux sources de la vie.

Le phthisique pour le docteur Barrier est donc moins un être enflammé, irrité, qu'un corps atteint dans le foyer principal de ses forces électro-magnétiques vitales, et par suite dans toutes les fonctions auxquelles président ces forces. Les phlegmasies antécédentes n'ont pas d'action sur la formation du tubercule, et, une fois formé, celles qui peuvent survenir ne favorisent ou ne hâtent ses évolutions, non pas par l'irritation inflammatoire qu'elles causent, mais bien parce qu'elles pervertissent le jeu régulier de la batterie électro-pulmonaire.

Le docteur Barrier cherchait donc depuis longtemps un moyen d'action, le plus direct possible, pour porter secours à cette importante fonction électrogène vitale, la raviver, en un mot, par un procédé thérapeutique, qui, en atteignant ce but, pourrait, sinon agir aussi sur le produit tuberculeux en le modifiant, tout au moins ne l'exciterait pas. Une bonne aération dans un milieu insolé et faiblement agité, dans de bonnes conditions électriques, était bien un soulagement apporté en ce sens, et encore un soulagement difficile à obtenir, difficile à procurer, et que la volonté du malade ne peut avoir sans cesse à sa disposition; c'est surtout celui que produisent le séjour et un exercice convenable dans un climat prévilégié, où les pauvres phthisiques semblent pour quelque temps revenir à la vie, se bercent d'illusions encore, pour tomber ensuite, pour tomber toujours !....

Le hasard, à qui l'on doit tant, vint le servir à merveille : Il pratiquait depuis plusieurs jours des attouchements avec son eau minérale sur des glandes engorgées à l'entrée du pharynx, lorsque son malade, atteint en outre d'un engorgement pulmonaire, pour lequel il était venu surtout réclamer ses soins, lui annonça que depuis qu'il lui badigeonnait ainsi la gorge avec son eau, la gêne douloureuse qu'il éprouvait dans la poitrine avait presque disparu, qu'il respirait plus à l'aise, qu'il était bien mieux enfin, et que ce dernier effet était surtout sensible presque immédiatement après cette opération ; il le priait en grâce de la lui continuer.

Il s'empressa avidement de constater le fait de cette augmentation d'activité pulmonaire, le sujet de ses méditations; le malade avait été bon juge, — et il l'est plus souvent qu'on ne croit, surtout dans ces maladies où la sensibilité nerveuse joue un si grand rôle, et nous engageons le médecin à ne pas dédaigner ses impressions, ses appréciations, ses remarques, à chercher à les traduire et les prendre en considération, sans obéir aveuglément à des idées théoriques préconçues. — Ce fut un trait de lumière pour lui, il franchit hardiment l'isthme du gosier, pénétra jusque dans l'œsophage avec une sonde munie à son extrémité d'un pinceau imbibé du précieux liquide, et à plusieurs reprises lubréfia ainsi la muqueuse pharyngo-œsophagienne, et par suite put imprégner à son gré le tissu cellulaire lache qui le sépare de la trachée, en évitant les inconvénients de l'ingestion stomacale, sans redouter au besoin d'en faire arriver dans l'intérieur même du larynx. — Le problème était résolu, il avait trouvé le cathétérisme œsophagien, et il était désormais en possession d'une pratique de médecine iatraleptique qui complétait admirablement son traitement des maladies tuberculeuses du poumon, et qui satisfaisait à toutes les indications désirées.

« Il est d'expérience positive pour moi, écrit le docteur Barrier, que l'introduction journalière de la sonde œsophagienne m'a rendu et me rend chaque jour des services immenses dont je ne pourrais me priver dans les suites. »

Ajoutons, en terminant, que cette pratique, qui, de prime abord, répugne au malade, lui paraît insupportable, l'effraie, lui devient bientôt facile, la muqueuse éminemment sensible et contractile de la région pharyngienne s'habituant vite au contact et au passage de la sonde; bien plus, nous voyons souvent des malades la rechercher, tellement ils en éprouvent de soulagement, et se faire eux-mêmes cette opération pendant la journée et même pendant la nuit, pour calmer la toux et obtenir du repos. Il va sans dire que, suivant les indications, on charge le liquide de telle ou telle substance médicamenteuse. Ce mode de médication est précieux dans la phthisie laryngée et beaucoup d'autres maladies qui atteignent l'organe délicat de la voix.

Dans tous les cas, si l'avenir ne lui réservait pas tout le succès sur lequel nous comptons avec foi, la critique ou l'abandon qu'on en ferait ne saurait lui venir des inconvénients graves, des dangers sérieux d'une manœuvre par trop téméraire, outre qu'elle serait difficile. Nous la trouvons à l'abri de ces deux reproches justement mérités, selon nous, par certaines tentatives opératoires et autres, des plus louables dans leur but sans aucun doute, mais à propos desquelles la sage réserve des jugements de la souveraine cour médicale a fait un juste appel à la prudence la plus réfléchie, dans l'expérimentation la plus complète et la plus innocente possible, pour entrer et avancer dans la voie du véritable progrès. Nous livrons donc avec confiance le cathétérisme œsophagien au monde médical; nous le convions à recourir à son emploi et à son expérimentation dans la médication des maladies des voies aériennes, — et nous le recommandons au pauvre malade, parce que, pour nous, il a fait ses preuves et que nous savons qu'il en retirera du bien-être, qu'il lui sera toujours utile, sans jamais pouvoir lui être nuisible.

## § IV. RÉSUMÉ. — FORMULE DU TRAITEMENT IATRALEPTIQUE DES MALADIES DE POITRINE. — CONCLUSION.

Nous avons fini. Le lecteur qui a bien voulu lire nos deux chapitres connaît les eaux minérales de Celles et est initié à toutes les pratiques qui composent le traitement minéral, dans l'excellence et la plénitude de cette acception, que le docteur Barrier a créé, et qu'il a appelé ses *Méthodes iatraleptiques*.

On peut résumer en quelques lignes la médication iatraleptique avant de la formuler pour la phthisie tuberculeuse.

La médication iatraleptique est celle qui se propose d'arriver à la cure des maladies, celle des organes en particulier en faisant pénétrer les agents médicamenteux, par l'intermédiaire des surfaces absorbantes de la peau, dans le tissu celluleux au milieu duquel vivent et végètent ces organes, à la façon des végétaux dans la terre. Puisque c'est dans ce tissu celluleux, arrosé par le sang, parcouru par les lymphatiques et les filets nerveux, qu'ils puisent leurs éléments de vie, de nutrition, leur richesse de végétation, en un mot, à l'aide d'une série de phénomènes, sous la dépendance des forces chimico-vitales; puisque c'est par lui surtout que leur arrivent les impressions heureuses ou malheureuses, les modifications bonnes ou nuisibles qui les atteignent dans leur état fonctionnel ou leur trame organique, c'est aussi par lui qu'il convient de faire parvenir, à lui surtout, sinon à lui seul, qu'il importe de s'adresser et de confier les éléments de sédation ou de réparation étrangers et médicamenteux, qui, par leur spécificité autant que possible, ont été reconnus les plus propres à ramener l'état normal de calme, quand il a été troublé dans la fonction, et à combattre et faire disparaître les lésions morbides produites dans la substance, à rétablir la *santé*, en un mot.

Passer par l'estomac, par l'estomac exclusivement, s'adresser à lui pour arriver aux organes malades et parvenir à les modifier, les médicamenter, c'est d'abord ne pas prendre la voie que la nature nous enseigne, qui est la vraie, la seule toujours possible avec succès (n'est-ce pas surtout par les bains qu'agissent le mieux, que sont le mieux supportées les eaux minérales?), ensuite c'est courir le danger presque inévitable, de troubler les fonctions propres de l'estomac, en l'empruntant pour recevoir des agents auxquels il n'est pas destiné, pour lesquels il n'est pas fait, qui le perturbent, peuvent lui être toxiques, comme le sont presque tous les médicaments d'une grande énergie; car ce n'est pas un vase inerte, encore une fois, dans lequel on puisse opérer à volonté et à sa guise; c'est prendre la route la plus longue, la plus indirecte, quand elle est possible et elle ne l'est que pour un temps limité généralement; c'est affaiblir, sinon se priver complètement des ressources puissantes et toutes spéciales des vertus médicamenteuses de ces agents, quand leur ingestion stomacale est impossible, que ce sont pour lui ce qu'on a appelé des *poisons*. C'est s'exposer, en définitive, en venant ainsi troubler et quelquefois tarir la source des éléments réparateurs du sang, dont l'élaboration est confiée à l'estomac (aussi le fer n'est pas un poison pour lui), à produire un résultat inverse de celui auquel on voulait atteindre, c'est-à-dire le statu quo ou l'aggravation avec complication de l'état de maladie, au lieu de sa disparition graduelle et de la restauration radicale de la santé. — Or, les médicaments énergiques que réclame la médication antituberculeuse ne peuvent se trouver, nous le répétons, que dans une classe d'agents des plus actifs, comme le sont les métaux et les sels métalliques, dont la plupart sont des poisons pour l'estomac; il semble vraiment que la nature, qui ne crée rien d'inutile, nous indique elle-même le mode défectueux d'administrant par la voie stomacale, en refusant de s'y prêter, et nous avertisse d'en changer, d'en expérimenter d'autres. C'est ce qu'a fait le docteur Barrier. Tous les métaux introduits dans nos tissus par la méthode iatraleptique ont été essayés par lui contre la tuberculisation, et il est arrivé, par des éliminations successives, des travaux inouïs de patience et d'abnégation, à s'assurer de la spécificité de quelques-uns pour obtenir la résolution des tubercules et autres produits morbides dégénérés. « Ainsi, dit-il, j'affirme que le cuivre est au tubercule et à la scrofule, l'argent aux indurations squirrheuses, ce que le fer est à la chlorose, le mercure à la syphilis. — Ainsi, les sels de cuivre, d'argent, dulcifiés ou activés, suivant les circonstances, par les sels de plomb, de bismuth, d'étain, réactionnés par les sels alcalins de la source artésienne, administrés par la voie iatraleptique, dans un lieu plus ou moins éloigné du siége du mal, sont propres à remplir toutes les indications que le praticien peut avoir en vue », et qui sont réclamées dans le traitement des tubercales, des scrofules et des indurations dégénérées de nos tissus; ces médications et les propriétés alcalines des eaux de Celles, tels sont les modes de traitement qui remplacent victorieusement à l'établissement de Celles, les ressources de la médecine ordinaire pour la cure de ces maladies, et de la phthisie pulmonaire en particulier.

Nous allons formuler le traitement complet de cette dernière maladie, en rappelant, sous forme de prescription, la série complète et variée de médications qu'on lui oppose, suivant les indications :

— Eau Ventadour bouillie, en boisson; trois ou quatre verres par jour.

— Douches ascendantes avec la même eau bouillie.

— Très rarement des bains artésiens ou Ventadour bouillis ou non.

— Aspirations de gaz acide carbonique, une heure par jour, environ, à plusieurs reprises et avec intervalles.

— Bains de vapeurs carboniques chaudes.

— Bains de vapeur d'eau artésienne.

— Douches de vapeurs carboniques chaudes

— Douches de vapeur d'eau artésienne.

— Deux fois par jour, cathétérisme œsophagien varié, soit avec la liqueur (1) *ferro-potassique* (Eau des roches), concentrée ou non au vingtième de son volume, soit avec les liqueurs *cupro-zincique* et *argento-zincique*, quelquefois éthérées.

— Deux fois par jour frictions d'une heure sous la plante des pieds, en alternant, avec les pommades alcalines *cuivrique* ou *cupro-zincique* ou *arsenicale* (2).

— Matin et soir, frictions de vingt minutes, sur la poitrine et sur le dos, avec la liqueur *cupro-argento-zincique* et autres, chauffées au bain-marie.

---

(1) Nous répétons encore que toutes les formules composées ont pour excipient l'Eau des Roches chargée de sels artésiens.

(2) L'*arsenic* est pour le docteur Barrier le modérateur, le régulateur par excellence du système sanguin.

— Deux ou trois gouttes de la liqueur *cupro-argento-zincique hydrocyanisée* sur un morceau de sucre, qu'on laisse fondre dans la bouche et qu'on avale le soir.

Sur la fin des traitements, il convient souvent d'établir de petits exutoires avec la potasse caustique « au niveau des masses indurées rebelles, et qui avaient résisté antérieurement aux cautérisations les plus énergiques; lorsque le système celluleux, au contraire, a été convenablement activé par les médications Cellésiennes, on voit s'opérer des dégorgements rapides; à chaque nouvelle application de potasse que l'on répète de vingt jours en vingt jours, on reconnaît plus d'animation dans les chairs et l'on obtient une suppuration plus abondante; la guérison alors ne se fait pas longtemps attendre. » On cesse peu à peu cette médication minérale iatraleptique, altérante et résolutive qu'on est quelquefois obligé d'interrompre pendant quelques jours, quand le malade est par trop irritable, et on la termine par l'usage longtemps continué des gouttes sur le sucre avec la liqueur minérale ci-dessus indiquée; nous faisons souvent alors l'utile application de la *cure des raisins*; nous recommandons enfin la continuation des précautions hygiéniques les plus sévères. Il est difficile d'assigner une durée à ce traitement; il doit être évidemment long, et demande souvent plus d'une saison complète pour arriver à une guérison radicale.

Le docteur Barrier prescrit, en général, à ses malades, un exercice modéré et un régime de vie substantiel et tonique, avec petites doses d'un vin généreux, à moins que l'état d'irritation inflammatoire de l'estomac ne s'y oppose, et n'oblige de recourir à une alimentation douce et tempérante, à la diète lactée, aux viandes blanches et aux boissons tour à tour acidules ou mucilagineuses. Nous engageons toujours nos malades à passer, autant que possible, la saison des froids rigoureux et humides, dans un climat doux, méridional, et qui ne soit point directement exposé aux influences de la mer.

Voilà l'indication sommaire de la médication et de toutes les ressources dont nous disposons pour combattre les maladies de poitrine. Nous ne la ferons suivre d'aucune réflexion critique, d'aucun parallèle avec celles que leur offrent les autres établissements thermaux réputés pour la guérison de ces maladies; nous n'avons d'autre ambition que celle de chercher à guérir le mieux possible, et de chercher à guérir encore dans les cas où la médication ordinaire ne tente plus rien et se déclare impuissante. Nous offrons cette médication minérale spéciale avec toutes ces puissantes ressources aux médecins et aux malades et nous les laissons avec confiance juges de son mérite, et libres dans leur choix. Si jamais médecine rationnelle et naturelle s'est recommandée d'elle-même, il nous semble que c'est la nôtre.

Nous nous permettrons seulement de mettre sous leurs yeux, les appréciations suivantes, émanées de médecins qu'il nous suffira de nommer pour en faire remarquer toute la valeur. Le 26 avril 1856, M. Bazin, médecin de l'hôpital Saint-Louis, inséra dans la *Gazette des hôpitaux*, une note que nous transcrivons : « J'emploie en ce moment, avec beaucoup d'avantages, contre la scrofule ganglionnaire, le traitement de M. Barrier, médecin inspecteur des eaux de Celles. La résolution des engorgements ganglionnaires s'obtient avec une grande rapidité, et si le résultat définitif confirme nos premiers succès, je n'hésiterai pas à donner aux sels de M. Barrier la préférence sur la ciguë. » Le docteur Barrier succomba à Paris, pendant l'hiver qui a suivi celui où se faisaient ces expériences; elles ont été ainsi fatalement interrompues; mais cette interruption n'infirme en rien les résultats déjà obtenus par M. Bazin, et qui ont produit en définitive des guérisons complètes et solides.

En 1857, pendant la saison des eaux, M. Constantin James a fait à Celles l'honneur d'une visite d'un jour, et a cru devoir consacrer un article à notre Établissement dans la dernière édition de son *Guide aux Eaux minérales*, déjà tirée en partie. Après avoir essayé de donner un aperçu de la méthode iatraleptique du docteur Barrier, il termine ainsi :

« Il s'agit donc de maladies réputées partout ailleurs incu-
» rables, et de méthodes que je n'ai vu employer nulle part
» qu'à Celles.... »

» Bien que j'aie vu à Celles même appliquer cette méthode,
» je n'ai pu me faire encore d'opinion sur sa valeur, car je
» n'avais constaté par moi-même, avant l'usage des re-
» mèdes, ni la nature, ni le degré de gravité des lésions;
» j'ai donc manqué des éléments de comparaison qui, seuls,
» auraient pu m'éclairer. Toutefois, je dois le dire, la plupart
» des malades que j'ai interrogés accusaient de l'amélioration
» dans leur état, et chez tous le moral était remonté. »

Dans les conditions où se trouvait M. Constantin James, ces dernières paroles ne font elles pas de notre médication un éloge précieux, le seul qu'il pouvait en faire?...

Le docteur Barrier s'exprime ainsi, dans les dernières pages de son Mémoire sur les maladies tuberculeuses si riche d'observations cliniques, où brillent la modestie et la probité scientifique les plus rares, et où est démontrée de la façon la plus éclatante la puissance curative de ses médications particulières coassociées avec l'action des eaux naturelles :

« A Dieu ne plaise que je veuille défendre, au point de vue scientifique, aucune de mes intuitions médicales. J'appréhende les discussions scolastiques, et je n'aspire pas au titre d'homme disert, mais je désire que l'on reconnaisse qu'au point de vue pratique, je n'ai pas été déçu par une sorte de mirage. »

Ce désir est aussi le nôtre, parce que les croyances et la foi de notre maître vénéré ont passé dans notre âme. Venez donc encore à Celles comme par le passé, malades qui souffrez et n'avez nulle part de soulagement à vos maux, dans cette vallée paisible, illustrée à jamais par ce moderne héros de la science de guérir, tombé à son champ d'honneur ; vous y trouverez encore debout le drapeau qu'il y a planté de sa main vigoureuse et bonne, signe de ralliement et de salut, de consolation toujours, qui fut cher à tous les malheureux, à l'ombre duquel il a combattu trente années de sa laborieuse vie, en révolte généreuse contre la mort, à qui il a disputé et arraché tant de victimes abandonnées sans espoir et condamnées sans appel.

## TABLE DES MATIÈRES.

www.ingramcontent.com/pod-product-compliance
Ingram Content Group UK Ltd.
Pitfield, Milton Keynes, MK11 3LW, UK
UKHW012253240726
13966UKWH00004B/1403